PETER SELG

«Ich bin für Fortschreiten»

Ita Wegman und die Medizinische Sektion

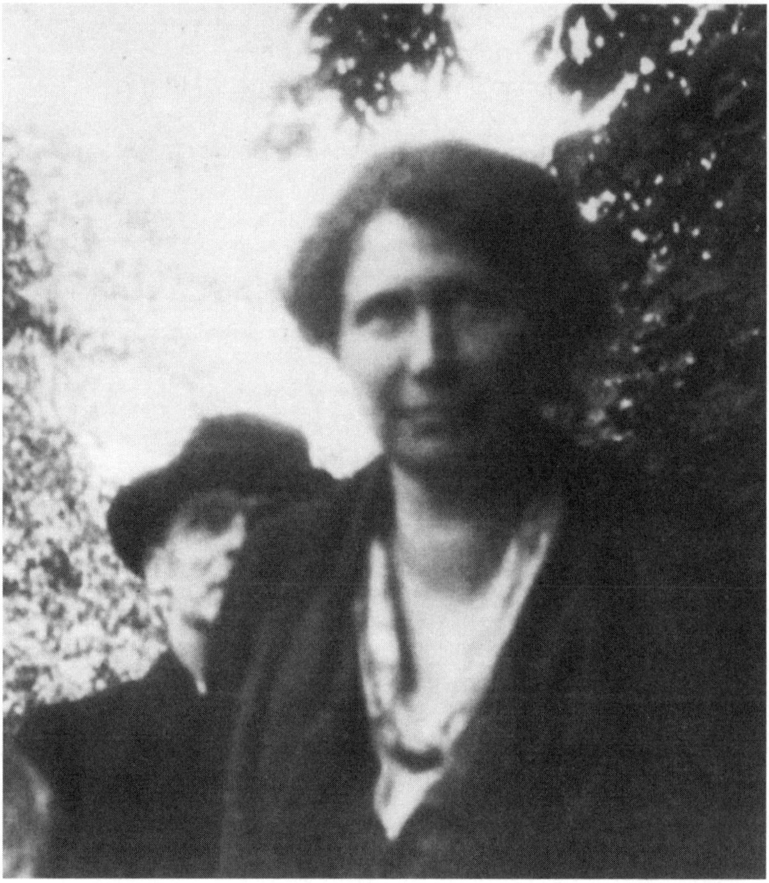

Rudolf Steiner und Ita Wegman, Juli 1924 (Arnheim)

Peter Selg

«Ich bin für Fortschreiten»

Ita Wegman und die Medizinische Sektion

Natura Verlag im
Verlag am Goetheanum

2. Auflage 2004

Einbandgestaltung von Gabriela de Carvalho
unter Verwendung eines Fotos von Ita Wegmann in Arlesheim 1925

Satz: Heiko Hanekop
Druck und Bindung: Freiburger Graphische Betriebe

ISBN 3-7235-1140-6

«Ita Wegman ist nicht nur ein impulsierender Genius der Anthroposophie, sondern auch ein heilsamer Genius der anthroposophischen Heilkunst. Ihr Wesen birgt Atem, Mut, Größe.»

Emanuel Zeylmans van Emmichoven[1]

Inhaltsverzeichnis

Vorwort

«Es ist nicht leicht, innerhalb der anthroposophischen Bewegung verantwortlich zu wirken.» Dieser von Rudolf Steiner am 3. Mai 1924 bei der Gedenkansprache für Edith Maryon formulierte Satz gilt auch für Ita Wegman. Über elf Jahre leitete sie die von ihr mitbegründete Medizinische Sektion am Goetheanum von Weihnachten 1923 bis zu ihrer Abberufung von der Vorstandstätigkeit durch Mehrheitsbeschluß auf der Mitgliederversammlung der Allgemeinen Anthroposophischen Gesellschaft Ostern 1935.

Es ist bezeichnend für Wegman, daß sie nicht einen Augenblick gezögert hat, ihre Aufbauarbeit für die anthroposophisch-medizinische Bewegung auch außerhalb der Gesellschaftszusammenhänge fortzusetzen.

Mut, bedingungslose Wahrheitsliebe und ein großes Herz für alles, was menschlich ist und Menschen zustoßen kann, waren ihr eigen – auch die Fähigkeit des Verzeihenkönnens. So schreibt sie im Anschluß an ihre «Abberufung» in ihr Notizbuch: «Für mich ist eine Massenentscheidung immer etwas Fragliches, deshalb hat es für mich auch keinen Zweck, mich zu empören oder zu wehren.» Und als am 27. September 1935 die anthroposophischen Ärzte zur jährlichen Herbstarbeit zu ihr in die Klinik nach Arlesheim kamen, sagte sie: «Im geistigen Goetheanum haben alle Menschen Platz. Es ist nötig, daß ich Ihnen diesen meinen Standpunkt hier sage, weil es das erste Mal ist, daß wir uns treffen nach all dem Unerfreulichen und den Schwierigkeiten, die ich von meiner Seite als sehr große Mißverständnisse auffasse und welche, wie ich hoffe, sich einmal klären werden, so daß die Zeit kommen kann, in der wir wieder mit

Liebe und in Ruhe miteinander werden arbeiten können.» Mißverständnisse waren es für sie – von Unerfreulichem spricht sie –, wohl wissend, daß man einem solch vernichtenden Schlag nur durch das Wachrufen von Seelenkräften begegnen kann, die aus tiefer Schicksalseinsicht stammen. Aber auch bejahend, daß der jeder Schicksalstragik innewohnende Eigenanteil im bewußten Durchleiden der damit verbundenen Schmerzen seine Klärung findet.

So steht sie heute als Vorbild da für Menschen, die heilende Kräfte für das individuelle und soziale Leben gerade da entwickeln wollen, wo sie auf Unverständnis stoßen, Verleumdung erfahren oder auch Ablehnung bis hin zur offenen Feindschaft. Wo insbesondere junge Menschen nach moralischen Werten fragen, die sich als gelebt erweisen und nicht nur gedacht oder gesagt, kann die geistige Begegnung mit Ita Wegman Kräfte aufrufen und den Willen stärken, wo sonst Resignation und Unverständnis lähmen angesichts des Vielen, was Menschen erleiden müssen. Ihr Blick war stets voll Erwartung und Hoffnung in die Zukunft gerichtet, auf die großen Aufgaben und Entwicklungsfragen der Menschheit. Klar nahm sie aber auch die Abgründe in und zwischen den Menschen wahr. Die vielfältigen Gefährdungen und möglichen dämonischen Verzerrungen der menschlichen Natur waren für sie nicht Grund, zurückzuschrecken, sondern Ansporn, die Heilungs- und Wandlungskräfte im Menschenwesen aufzurufen.

Es war mir ein großes Anliegen, daß Ita Wegmans Bild und Wesen auf der ersten Jahreskonferenz der anthroposophisch-medizinischen Bewegung im neuen Jahrtausend so wahr und intensiv wie möglich anwesend sein möge. Peter Selg hat diesem Wunsch auf sehr persönlich-überpersönliche Weise Wirklichkeit verliehen. Dafür und daß er darüber hinaus auch noch bereit war, seine Vortragsmanuskripte für den Druck zu bearbeiten, um sie den daran interessierten Menschen zugänglich zu machen, sei ihm im Namen der Mitarbeiter der Medizinischen Sektion auf das allerherzlichste gedankt.

Medizinische Sektion am Goetheanum *Michaela Glöckler*
1. März 2002

Einleitung

So müssen wir vielleicht in aller Ruhe abwarten, bis Menschen so weit sind, diese Notwendigkeiten einzusehen, um sich dann auch voll und ganz damit zu verbinden. Etwas durchführen zu wollen, was eventuell angesehen werden könnte als von meinem Willen ausgehend, möchte ich doch vermeiden, denn es ist nicht mein Wille.

Ita Wegman[2]

In der Zeit vom 16. zum 18. September 2001 hielt ich drei Vorträge im großen Saal des Goetheanums, die den Titel trugen: «Rudolf Steiner und Ita Wegman – die geistigen Grundlagen der anthroposophischen Heilkunst und der Aufbau der Medizinischen Sektion».

Es waren besondere Tage, eine besondere Zeit – viele hundert therapeutisch tätige Menschen waren aus zahlreichen, weit verstreuten Ländern der Erde zusammengekommen, nur fünf Tage nach den Zerstörungen in New York und Washington; viele hundert Menschen mit bewegtem Herzen, die sich trafen, um sich zu besprechen über die Zukunft der anthroposophischen Medizin, um miteinander an dieser Zukunft zu arbeiten, unter düsteren Vorzeichen, ohne Anlaß zu großen Hoffnungen.

Es war eine besondere Zeit, denn zweimal 33 Jahre waren vergangen, seit Ita Wegman im großen Saal des Goetheanums abgesetzt, ja vertrieben worden war, mit Beschuldigungen, Unterstellungen und Vorwürfen, deren Haltlosigkeit und geistiger Tiefstand noch heute ungläubiges Staunen und Entsetzen hervorruft. Diese Zerstörung war die Kulmination einer jahrelangen Aggressivität ihr gegenüber, schädigte einen gewichtigen, ja vielleicht zentralen Aufbauprozeß in einer niedergehenden abendländischen Kulturwelt und war das genaue Gegenteil dessen, was Rudolf Steiner als Erstes und Dringlichstes von den Anthroposophen erwartet hatte: Schicksalserkenntnis, Anerkennung und Förderung des Gegenüber aus spirituellen Gesichtspunkten. Die Absetzung und Paralysierung Ita Wegmans und der mit ihr verbundenen Kraft ist in diesem Sinne keine interne Angelegenheit der Anthroposophischen Gesellschaft; verdeutlicht man sich auch nur anfänglich, was Wegman trotz all der ihr entgegengebrachten Widerstände dennoch bis 1939 an medizinisch-sozialen Entwicklungen in die Welt zu stellen vermochte – allein 22 heilpädagogische Einrichtungen in faschistischer Zeit! –, so ahnt man die Dramatik von Vorgängen, die keineswegs historischer Art sind. Denn der Kampf um den Menschen, um Menschenbild, Menschenwert und Menschenwürde – und damit auch um Medizin und Heilpädagogik – geht in allerhöchster Fulminanz weiter, offensichtlicher denn je.

Trotz einer Vielzahl düsterer und verhängnisvoller Welt-Entwicklungen war es nun, 66 Jahre nach dem «Ausschluß», möglich geworden, drei Abende über die spirituelle Größe und geschichtliche Wirkensmacht Ita Wegmans im Goetheanum zu sprechen, zwischen dem 16. und 18. September, dem Tag der ersten Menschenweihehandlung und dem Tag der letzten Ärzteansprache Rudolf Steiners. Über eine lichte, leuchtende Wirkensmacht, die mit Ita Wegman verbunden war und ist und die in einer inneren Verbindung zu Rudolf Steiner steht.

Ita Wegmans Wirken sollte an diesen Abenden deutlich werden, die *Sprache* ihres Wirkens. Daß eine solche Verdeutlichung heute, viele Jahrzehnte später, überhaupt vollzogen werden kann, mutet wunderbar an und birgt ein spirituelles Geheimnis; es verdankt sich aber nicht zuletzt der Tatsache, daß vieles bewahrt wurde – Ita Wegmans esoterischer Nachlaß, Sprüche und Briefe Rudolf Steiners an sie; sodann Hunderte, ja Tausende ihrer Korrespondenzen, mit Ärzten, Heilpädagogen, Mitarbeitern, Freunden, Patienten. Die allermeisten ihrer Briefe *diktierte* Ita Wegman – man hört sie in ihnen sprechen, sehr direkt und unmittelbar, sehr persönlich, nie aber privat. Es ist eine große Sprache, die hier vernehmbar wird, eine weiterwirksame Sprache, es sind Spuren einer Logos-Kraft, die mit ihrem Wesen in Verbindung steht, nach wie vor.

Aus diesen Briefen und Sprüchen wurde zitiert, wurde vorgelesen – ganz aus ihnen heraus erstanden die Abende. Es ist dies kein Verfahren, das einer «objektiven Geschichtsschreibung» behagt;

es führt aber in direkter Weise zu Ita Wegman hin, hat darin seinen bleibenden Wert und seine geistige Würde.

Viele Menschen, die die Vorträge, die gelesenen Briefe und Sprüche gehört haben – simultan in sechs Sprachen der Erde! –, baten seither um ein Manuskript, um alles zu erinnern, nachlesend zu vertiefen, zu studieren. Die Abende selbst lebten von der *gesprochenen* Sprache, dem *gesprochenen* Wort; sie lebten von den Menschen, die intensiv anwesend waren, auch von der geschichtlichen Stunde und der Geistigkeit des Ortes. Demgegenüber verblaßt alles schriftlich Festgehaltene, wird dürftig und arm. Gleichwohl kam ich gerne der Bitte nach, die Vorträge niederzuschreiben, selbst noch fasziniert und dankbar dafür, daß sie in dieser Weise möglich wurden.[3]

Mein direkter Dank geht an den Priester *Emanuel Zeylmans van Emmichoven,* der durch jahrzehntelange Wegman-Forschungen alles ermöglicht hat[4] und mich seit Jahren freundschaftlich an vielem teilnehmen läßt. Sodann an die Ita Wegman- und Rudolf Steiner-Nachlaßverwaltungen für das Vertrauen und das Recht zur Einsichtnahme und Publikation der Dokumente, an Dr. Michaela Glöckler für die Einladung zu den Abenden, an alle anwesenden Menschen.

Dornach/Arlesheim, Michaeli 2001 *Peter Selg*

1.

«Jubiliert hat die geistige Welt»

Rudolf Steiner und Ita Wegman

Penmaenmawr Karma
vollständig geoffenbart
Seelisches Element
Verständnis meiner Seite
Jubiliert hat die geistige
Welt sagte er

(Notizbuch)

Liebe Freunde,

An dem heutigen und an den folgenden beiden Abenden werde ich nicht versuchen, die Geschichte der anthroposophischen Medizin darzustellen; vielmehr soll eine Besinnung auf handelnde, wirkende Menschen erfolgen, im wesentlichen auf Dr. Ita Wegman.

Wir werden uns nicht mit historischen Angelegenheiten befassen, sondern nähern uns einer Schicksalssphäre, die uns alle angeht. Die mit dieser Sphäre verbundenen Ereignisse um Rudolf Steiner sind vielen Menschen hier im Raum vertraut; gerade auch durch die Arbeiten Emanuel Zeylmans van Emmichovens, in dessen Namen und mit dessen Unterstützung ich hier vortrage, sind wir ihnen nahegetreten. Insofern werde ich vielen von Ihnen wenig Neues erzählen – und doch: wir sollten die Biographie Rudolf Steiners und die aufbauenden Ereignisse in seinem Arbeitsumfeld immer wieder bewegen, uns immer wieder neu in sie vertiefen, so, wie dies die abendländische Menschheit gewohnt ist, mit den Geschehnissen in den Evangelien zu tun. Es eröffnen sich im wiederholten, im meditierenden Umgang immer neue Schichten. Wir sollten dies auch in dem Bewußtsein tun, daß uns nur eine kurze Zeitspanne von diesen geschichtlichen Jahren trennt; es liegt eine große Gnade und auch eine große Aufgabe darin, ihnen zeitlich noch so nahe sein zu dürfen. Aber auch eine große Verantwortung; wir sollten uns darin üben, jedes Wort und jeden Zettel Rudolf Steiners mit heiligem Ernst zu behandeln und mit aller Intensität die Spuren des damaligen Geschehens zu verfolgen, wissend, daß es nur die Spuren, doch nicht das Geschehen sind. Dennoch müssen wir es tun, denn es besteht eine große Gefahr des Verlierens und Vergessens, die bereits in vollem Umfang wirksam ist, trotz der erfolgten Gesamtpublikation der Schriften und Vorträge Rudolf Steiners und einer großen Zahl biographischer Beiträge.

Wir werden uns also heute, morgen und übermorgen auf die Arbeit der Ärztin Ita Wegman im 20. Jahrhundert besinnen, die in einem gewissen und sehr tiefen Sinne eine fortwährende, ununterbrochene Zusammenarbeit mit Rudolf Steiner war und blieb, zumindest seit dem Sommer 1923. Diese Besinnung wird uns auch zeigen, wie unvergleichlich schwierig die Umstände dieser Arbeit für eine geisteswissenschaftlich erweiterte Medizin waren – in politischer und gesellschaftlicher, ökonomischer und personeller Hinsicht. Vergegenwärtigt man sich all diese Umstände, so könnte man rasch zu der Auffassung kommen, heute sei alles viel leichter geworden. Denn schließlich wurde doch in einer Schriftenreihe zum Programm der Bundesrepublik Deutschland «Forschung und Entwicklung im Dienst der Gesundheit» vor neun Jahren in Bonn publiziert, es gebe allein in Deutschland neun anthroposophisch arbeitende Kliniken mit insgesamt 1200 Betten, 6000 niedergelassene Ärzte anthroposophischer Orientierung – und vieles andere mehr.[5] Zugleich: zu jungen Medizinstudenten und Ärzten hatte Rudolf Steiner an Ostern 1924 gesagt: *«Wenn wir noch einmal zusammenkommen, werde ich Ihnen erzählen, wie die ahrimanischen Mächte darauf aus sind, das Karma des Menschen totzuschlagen, damit sie ihr Ziel erreichen.»*[6] Dieses erneute Zusammenkommen fand nicht mehr statt – um so mehr aber die schicksalszerstörenden Vorgänge, die Rudolf Steiner im Auge hatte. Wir haben heute den manipulierten Lebensbeginn und das manipulierte Lebensende, die sogenannte «Bioethik» und die sogenannte «Sterbehilfe». Zwischen Anfang und Ende errichtet sich eine zunehmend formalisierte Therapie – angestrebt wird die statistisch abgesicherte Gleichbehandlung aller Menschen, möglichst mit definierten Medikamenten und definierten Krankentagen bei definierten Krankheiten, unter Ausschaltung jeglicher individueller Urteils-, Entscheidungs- und Verantwortungsfähigkeit. Damit aber sind wir bereits inmitten einer totgeschlagenen Schicksalssphäre. Weiter stehen wir einer zerstörten Landwirtschaft und einer grenzenlos mißhandelten, leidenden Tierwelt gegenüber – in den Zeiten von «BSE» und «MKS» und all dem, was ihnen zugrunde liegt. Rudolf Steiner übergab Ita Wegman die anthroposophische Medizin und die anthroposophische Heilpädagogik – nach seinem Willen sollte sie *auch* die Landwirtschaftliche Sektion leiten.

Es ist insgesamt also eine katastrophale geschichtliche Situation, in der wir uns befinden – und es kann trotz der eindrucksvollen Bonner Zahlen wohl auch nicht ernsthaft die Rede davon sein, daß eine große, tatkräftige anthroposophische Bewegung wirksam handelnd in der Welt steht, mit Menschen, die alles daran setzen, sich gegenseitig zu unterstützen und mit spirituellen Gesichtspunkten in die zivilisatorischen Prozesse einzugreifen. Gerade in diesen Tagen, nach den symptomatisch erscheinenden Geschehnissen in Amerika, sollte uns eigentlich wieder deutlich geworden sein, wie es um diese Gesamtkultur und um unsere Ohnmacht beschaffen ist – und auch, daß wir doch noch einmal mit aller Kraft versuchen sollten, unseren Einsatz für den Fortgang der Zivilisation und die Zukunft der Erde gemeinsam zu leisten. Wenige Wochen nach Rudolf Steiners Tod schrieb Ita Wegman: *«Mahnend hat Rudolf Steiner noch öfter in den letzten Zeiten seines Lebens gesagt, daß wir uns auf einem Vulkan befinden, der jeden Augenblick sich entladen kann, wenn nicht genügend geistige Kräfte auf Erden sind, um dieses zu verhindern.»*[7]

Am heutigen ersten Abend, an einem 16. September, dem Tag der Christengemeinschaft, wollen wir uns mit großer Besinnung auf den *Weg* Ita Wegmans zu Rudolf Steiner konzentrieren, auf den Weg und die Zusammenarbeit, die dadurch möglich wurde, daß Ita Wegman ihn ging. Es ist ein einzigartiger, ganz und gar eigener Weg, den nur sie selber ging und dessen Zeichen noch auffindbar sind – in Briefen, Notizbüchern und Sprüchen. Ihn am Tag der ersten Weihehandlung und im Jahr 2001 wenigstens anfänglich betrachten zu dürfen, ist ein echtes Geschenk und trägt eine große Wahrheit in sich.

> Sehr geehrter Herr Doktor, ich wollte Ihnen schon jeden Tag schreiben, aber es fiel mir ziemlich schwer, weil ich nicht recht in Wörtern zu kleiden wußte, was ich zu schreiben hatte. Erstmal habe ich den eingeschriebenen Brief [von Ihnen] empfangen und danke Ihnen. Es steht in den Papieren [zur esoterischen Schule], man sollte Ihnen schreiben, wenn man sich seelisch oder körperlich in Disharmonie fühlt. Das letzte war ich vor einiger Zeit und gerade in diesen Tagen habe ich wegen Krankheit im Bett liegen müssen. Es war mir fremd, weil ich seit längerer Zeit nicht krank gewesen bin. Eine Ärztin riet mir an, wieder Fleisch zu essen, aber ich bin energisch entschlossen, dies nicht zu tun, weil ich das vegetarische Essen sehr gut vertragen kann und dies bestimmt nicht die Ursache sein kann von meiner körperlichen Verstimmung. Ich habe einen innerlichen Streit, der mich oft deprimiert. Es ist mir so vieles unklar u[nd] die Denkfähigkeit ist so klein! Die Wissenschaft beengt mich. Ich suche einen Zusammenhang und ich finde sie [ihn] nicht. Vor einiger Zeit habe ich angefangen Praktsezierübungen zu machen an Leichen. Diese Arbeit ist mir ungeheuer unsympathisch. Ich fühle mich nicht wohl im Saale wo diese Leichen herumstehen; es ist jetzt aber schon besser wie im Anfang. *Sie wissen also wie es mit mir steht.* Die Atmungsübungen habe ich so gut ich kann gemacht, auch die Meditation. (...)[8]

Dieser Brief der Medizinstudentin Ita Wegman aus Zürich stammt aus dem Jahr 1906; er berichtet von Selbstzweifeln, von Sorge und Unruhe. «Ich habe einen innerlichen Streit, der mich oft deprimiert. Es ist mir so vieles unklar und die Denkfähigkeit ist so klein. Die Wissenschaft beengt mich. Ich suche einen Zusammenhang und finde ihn nicht.» Die Physiotherapeutin Ita Wegman aus Java in Indonesien war damals bereits dreißig Jahre alt, hatte viel erlebt, viel geleistet, und begann doch mit dem Studium der Hochschulmedizin ganz neu, einem Studium, das ihr schwerfiel. «Ich suche einen Zusammenhang und finde ihn nicht.» Rudolf Steiner hatte ihr zugeraten, diesen Anfang zu machen, obgleich ihm nicht unbekannt gewesen sein konnte, daß sie kein akademisch-wissenschaftlicher Mensch war – er wußte wohl stets, wie es mit ihr stand. Sie war ihm wesentlich, von allem Anfang an.

Rudolf Steiner sah Ita Wegman kurze Zeit darauf, zu Pfingsten 1907, beim Münchner Kongreß der Theosophischen Gesellschaft, an dem sich die Wege der esoterischen Schülerschaft von Steiner und Annie Besant trennten.

Ich habe einen innerlichen
Streit, der mich oft
deprimiert. Es ist
mir so vieles unklar,
u die Denkfähigkeit
ist so klein!
Die Wissenschaft be-
engt mich. Ich suche
einen Zusammenhang
und ich finde sie nicht.
Vor einiger Zeit habe ich
angefangen Praeparierübungen
zu machen an Leichen
Diese arbeit ist mir un-
geheuer unsympathisch
Ich fühle mich nicht
wohl im Saale wo
diese Leichen herum
stehen; es ist jetzt
aber schon besser
wie im Anfang
Sie wissen also wie
es mit mir steht.

Kurz darauf ließ er mich rufen. Ich wußte, ein entscheidender Moment meines Lebens wird stattfinden, ich mußte mich entscheiden, entweder voll und ganz den Weg Rudolf Steiners zu nehmen und ihm zu folgen oder bei den holländischen Freunden zu bleiben. Er empfing mich ernst, sein Blick war fragend. Es wurde nicht viel gesprochen zwischen uns, wir verstanden uns sehr gut. *Ich sagte einfach, weil ich fühlte, daß er von den Dingen wußte: «Ich bleibe bei Ihnen.»* Dann wurde sein Blick strahlend, er nahm meine Hand, gab mir das Michaelszeichen und sagte wichtige Dinge zu mir, die ich nicht wiederholen darf. Ein uraltes Karma, das zwischen ihm und mir bestand, wurde erneuert. Die Tragweite dieser Begegnung wurde mir erst viele Jahre später bewußt.[9]

Im Juni 1924, siebzehn Jahre nach dem Münchner Kongreß, erhielt Ita Wegman einen umfassenden Brief Rudolf Steiners, in dem er auch diese Begegnung vor einem weiten Schicksalshorizont erhellte. Darin hieß es:

Du schiedest einstmals [in Griechenland] von mir zu einem umfassenden Tatenleben. Wir hatten vorher in der weittragendsten Art große Impulse vor dem Bewußtsein aufgerollt. Du gingest an eine Verwirklichung in Deiner Art. (…) Als Du damals von mir gingst, war viel von mir genommen. Die Jugend, die in Dir an meiner Seite stand, ward von mir genommen. Ich war in keiner Inkarnation so alt als damals. «Mit ihm ist mein Herz über den Pontus gegangen.» (…) Ich war alt geworden, als Du mich damals vor Zeiten verließest; dieses Alter überkam mich gerade so stark in dem Zeitpuncte, während des Münchener Kongresses, den Du erwähnst. Man bemerkte dies äußerlich nicht. Ich erschien regsam, sogar vielen vielleicht betriebsam. Ich gab mich eben immer der geistigen Welt hin, und diese ließ die Müdigkeit nach außen nicht auftreten. Aber es war schon Müdigkeit gegenüber allem, nur nicht der geistig-anthroposophischen Strömung gegenüber. Diese Müdigkeit war das karmische Abbild meines Alterns, nachdem Du von mir gegangen warst. Und jetzt warst Du im Auditorium. Aber noch war die Scheidelinie zwischen Asien und Europa im karmischen Abbild zwischen uns.[10]

Ita Wegman handelte in München *nicht* aus Schicksalserkenntnis – «ich sagte einfach, weil ich *fühlte,* daß er von diesen Dingen wußte: ‹Ich bleibe bei Ihnen›». Sie hatte damals eine ahnungsvolle Empfindung einer Zugehörigkeit zu Rudolf Steiner, mehr aber auch nicht. Auch *ihr* Erwachen für die volle Wirklichkeit des Schicksals brauchte Zeit, brauchte Jahre, schließlich zwei Jahrzehnte, und war der Prozeß einer langen inneren Schulung mit eingreifenden biographischen Erlebnissen. Wir sollten uns bemühen, diese entscheidenden seelischen Vorgänge im Umkreis Rudolf Steiners sehr ernst zu nehmen – im Grunde besteht *in ihnen* die Geschichte der anthroposophischen Bewegung. Rudolf Steiner wartete bei vielen Menschen auf dieses Schicksalserwachen – lange Jahre und oft völlig vergeblich. Zahlreiche Menschen in seinem Umkreis hatten zwar Ahnungen und Bilder ihrer Herkunft, auch ihrer Zukunftsaufgaben – Ahnungen und Bilder von flüchtiger Natur, die im Verfolg eines Vortrags oder in der Intensität einer Begegnung mit Steiner vorübergehend aus der eigenen Wesenstiefe aufgetaucht und dann wieder versunken waren, oft für immer. Rudolf Steiner gab diesen Menschen auf Anfrage esoterische Übungen, er half und förderte sie – und wartete ab, wohin sie gelangten, freilassend. *«Ich will auf die Kraft bauen, die es mir ermöglicht, ‹Geistesschüler› auf die Bahn der Entwicklung zu bringen.»* (16.8.1902)[11]

Das Warten auf die Ärzteschaft war in der Biographie Rudolf Steiners eines der längsten, vielleicht auch eines der qualvollsten. Wie früh hatte er doch gesehen, welche gesamtgesellschaftliche Bedeutung einer geisteswissenschaftlichen Erweiterung der Medizin zukam und welche Eile angesichts der fulminanten schulmedizinischen Entwicklungen nötig war: *«Lassen Sie nur die Medizin sich so materialistisch weiter entwickeln; wenn Sie vierzig Jahre voraussehen könnten, Sie würden erschrecken, in welch brutaler Weise diese Medizin vorgehen wird, bis zu welchen Formen des Todes die Menschen von dieser Medizin da kuriert würden.»* (3.6.1909[12]) Wie wenig Zeit war Rudolf Steiner bemessen, wie existentiell war diese geistige Auseinandersetzung um die Heilkunst, die Heilpädagogik und das Schicksal des Menschen! Wie wenig aber geschah in seinem Sinne bei den Ärzten, auf die er wissenschaftlich setzen konnte! – *«Es wäre im Sinne dessen, was ich selbst als geisteswissenschaftliche Bewegung ansehen muß, mein dringendster Wunsch, daß diejenigen, welche eine physiologisch-ärztliche Vorbildung haben, sich soweit mit den Tatsachen der Geisteswissenschaft bekannt-*

machen, daß sie in bezug auf ihren Tatsachencharakter die Ergebnisse der Physiologie einmal durcharbeiten können.»[13] Diese Worte fielen in einem Vortrag im Sommer 1910 in München, vor einigen anwesenden Ärzten und im Vorblick auf den kommenden Prager Kurs über «okkulte Physiologie», dessen Thema Rudolf Steiner selbst vorgegeben hatte. Wo sonst hörte man solche Worte von ihm – *«es wäre mein dringendster Wunsch»*? Aber wurden sie wirklich gehört, verstanden, in den Willen aufgenommen von den Menschen, die er offensichtlich konkret vor Augen hatte, zu denen er sprach – und zu denen mit Sicherheit *nicht* jene Zürcher Studentin gehörte, die sich von der Wissenschaft beengt fühlte und die keinen Zusammenhang fand?

Steiners Aufforderungen verhallten, blieben wirkungslos. Sieben Jahre später, nachdem er die physiologische Dreigliederung ohne jede Unterstützung von ärztlich-wissenschaftlicher Seite in langer Arbeit skizzenhaft formuliert und publiziert hatte, sagte er einmal: *«Oh, ich habe mir viel Mühe gegeben, um solche Menschen zu veranlassen, nun die Brücke zu schlagen. Was wäre geschehen, wenn ein Physiologe, ein Biologe mit all dem Spezialwissen, das man auf diesen Gebieten heute gewinnen kann, die Physiologie, die Biologie spirituell durchgearbeitet hätte, so daß man nicht gerade unsere Ausdrücke gebraucht hätte, aber in unserem Geist diese einzelnen Wissenschaften bearbeitet hätte?»*[14] Auf sich selbst gestellt, ohne mitarbeitende Kliniken und wissenschaftliche Forschungsinstitute konnte Rudolf Steiner innerhalb der Medizin nicht rechtzeitig und durchgreifend wirksam werden; seine anthroposophischen Forschungsergebnisse bedurften der klinischen und experimentellen Weiterbearbeitung mit naturwissenschaftlichen Methoden, um Eingang in die Therapie und in die wissenschaftliche und öffentliche Diskussion finden zu können. Steiner brauchte nicht ein paar theosophisch-anthroposophische Hausärzte, sondern eine gewichtige klinische und wissenschaftliche Bewegung, die mit aller Intensität daran arbeitete, die dringend notwendige Reform der Medizin und des medizinischen Studiums einzuleiten. Zumindest *einmal* sprach er dies auch in aller Deutlichkeit und Ausführlichkeit aus – am 26. Oktober 1916 in St. Gallen. Dort hieß es:

Durch (...) geisteswissenschaftliches Erkennen werden Zusammenhänge im menschlichen Organismus erkannt, für die die heutige medizinische Wissenschaft nur die Einzelheiten kennt. Gewiß, von einsichtigeren Forschern werden solche Dinge oft instinktiv geahnt; aber dadurch kann der Fortschritt nicht schnell genug geschehen und man kann sagen: Würde nicht eine solche phantastische Ablehnung alles Geisteswissenschaftlichen gerade auf medizinischem Gebiete herrschen, und würde die Medizin nicht danach streben, monopolisiert zu werden als eine Macht von den entsprechenden Behörden und Regierungen, so würde zum Heile der Menschheit aus der Geisteswissenschaft heraus gerade auf medizinischem Gebiete Ungeheures geleistet werden können. Da können Sie sagen: Nun, nichts hindert ja einen Geistesforscher, diese Fortschritte herbeizuführen! – Da maskieren sich eben die Dinge, denn das ist eben nicht wahr. Der materialistische Betrieb, wie er heute herrscht, hindert in der Tat die Geistesforschung, einzugreifen. Denn das ist ein ganz falscher Glaube, daß der Geistesforscher, der die Dinge heute durchschaut, einem einzelnen Menschen helfen kann in allen Fällen. Er wird daran gehindert durch den äußeren materialistischen Betrieb der Medizin, und wird immer mehr und mehr gehindert werden, wenn der materialistische Betrieb der Medizin noch längere Zeit fortdauert. Man kann zum Geistesforscher auf medizinischem Gebiete nicht sagen: Hier ist Rhodus, hier tanze –, weil ihm zum Tanzen nicht die Beine freigemacht sind. Gewiß, es werden in anerkennenswerter Weise allerlei Bestrebungen getrieben, welche sich gegen den herrschenden Materialismus in der Medizin auflehnen; aber diese Bestrebungen sind alle ungenügend, weil vor allen Dingen die Einsicht fehlt, daß man nicht bloß der materialistischen Medizin etwas entgegensetzen muß, sondern daß man vor allen Dingen notwendig hat, mit dem zu arbeiten – aber im geisteswissenschaftlichen Sinne! –, was die moderne Medizin sich erworben hat: nämlich die Hilfsmittel, die man gerade auf diesem Gebiete äußerlich braucht. Aber die Menschheit würde sehr erstaunen, was anderes herauskommen würde, wenn man mit geisteswissenschaftlichen Anschauungen heute in die Kliniken, in die Seziersäle treten und in alle die anderen Hilfsquellen und Hilfsmittel des medizinischen Betriebes geisteswissenschaftliche Anschauung hineintragen würde. Aber in diese Richtung müssen auch die Bestrebungen gehen. Nicht auf die Mißachtung der materialistischen Medizin, sondern darauf müssen die Bestrebungen gehen, daß in diesen materialistischen Betrieb hineingetragen werden muß die Geisteswissenschaft. Und vorher kann man auch im einzelnen nicht helfen. Die Zusammenhänge, warum das nicht sein kann, die können nicht in einem so kurzen Vortrag erörtert werden; aber es ist so. So könnte gerade auf einem Gebiete, das auch dem äußeren menschlichen Heile so nahe liegt, bei einiger Vorurteilslosigkeit ungeheuer viel geleistet werden.[15]

Und Ita Wegman? Wahrscheinlich hörte sie, damals als Ärztin in der Zürcher Frauenklinik tätig, den zitierten Vortrag im nahen St. Gallen, mit Sicherheit aber Steiners vergleichbare Worte zwei Monate später in Zürich selbst, wo es nun unter anderem hieß:

[Der medizinische Materialismus] kann nicht dadurch verbessert werden, daß der eine oder der andere gewissermaßen dies oder jenes tut, sondern nur dadurch, daß durch einen gemeinsamen Willen einer größeren Anzahl von Menschen wirklich erzwungen wird ein solcher medizinischer Betrieb, der das Eindringen der geistigen Prinzipien in die Medizin möglich macht.[16]

Verstand denn Ita Wegman, daß damit auch sie gemeint war? Warum sprach Rudolf Steiner diese Sätze nur in der Schweiz aus, in Vorträgen über die Verbindung zwischen Lebenden und Toten – und nicht in Kassel, Stuttgart oder München? Rechnete er in dieser Hinsicht bereits zunehmend mit der unternehmungsfreudigen Ita Wegman, die sich zwar von der Wissenschaft «beengt» fühlte, aber über Tat- und Herzenskraft verfügte und ärztlich in der Schweiz arbeitete, dem Land, das nicht im Krieg war, dem Land, in dem auch er arbeitete und wohnte? Wichtige Fragen, die wir uns stellen sollten, die aber schwer zu beantworten sind.

Fest aber steht: Ita Wegman ging weiter ihre *eigenen* Wege – auch sie tat gewissermaßen «dies oder jenes» und eröffnete nicht lange nach den St.-Galler und Zürcher Bemerkungen eine Praxis in Zürich-Hottingen. Auch sie brauchte Zeit, viel Zeit, um zu begreifen, worum es Steiner ging und was auf dem Spiele stand. Erst im Januar 1919 konnte sie ihm die folgenden Sätze senden:

Es ist mir nicht Recht nicht in Dornach sein zu können, wo ich doch soviele Patienten habe, sodass in der letzten Zeit sehr oft bei mir die Frage aufkommt, ob es nicht besser ist mein[en] Wohnsitz nach Basel zu verlegen um in der Nähe von Arlesheim und Dornach zu sein. *Ich bin bereit das zu tun, was im Sinne der Anthroposophie liegt und was Sie für gut erachten.*[17]

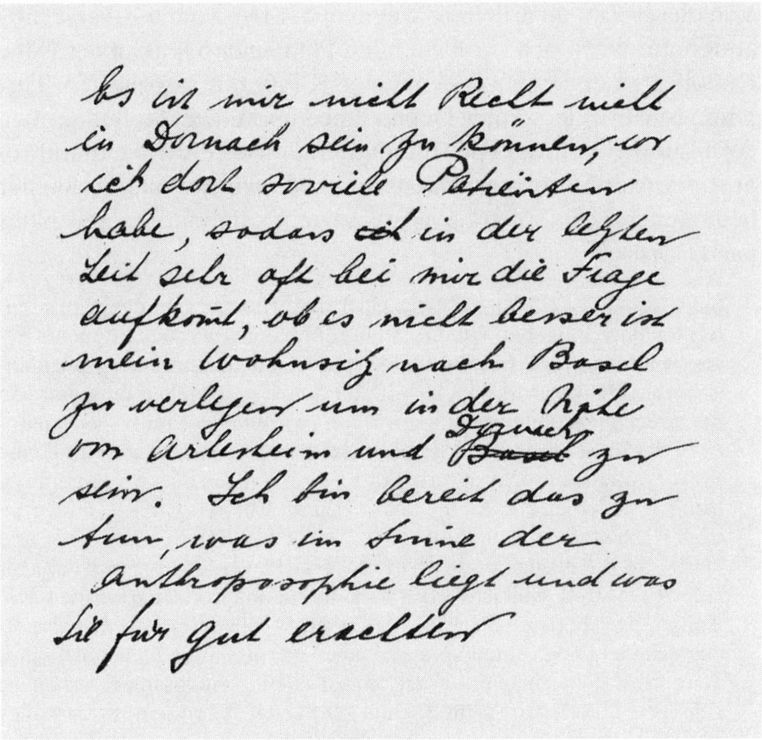
Es ist mir nicht Recht nicht
in Dornach sein zu können, wo
ich dort soviele Patienten
habe, sodass ~~ich~~ in der letzten
Zeit sehr oft bei mir die Frage
aufkomt, ob es nicht besser ist
mein Wohnsitz nach Basel
zu verlegen um in der Nähe
von Arlesheim und ~~Basel~~ Dornach zu
sein. Ich bin bereit das zu
tun, was im Sinne der
Anthroposophie liegt und was
Sie für gut erachten

Stichwortartig hielt sie fest, was Steiner ihr damals sagte: Er könne keinen Rat mehr geben. Sie müsse aus eigener Kraft jetzt das tun, was ihr Wesen ihr sagt zu tun.[18] Die letzten Worte werden noch häufig wiederkehren, sie bergen eine große Tiefe, ja ein Geheimnis, das uns beschäftigen sollte: *«mein Wesen»*. In der Tiefendimension dieses «Wesens» sollte Wegman erwachen – für dasjenige, was mit ihrer Biographie und damit mit ihrer Aufgabe verbunden war, für das gewordene und für das werdende Schicksal. Hier, in diesem geistigen Raum, konnte und wollte Rudolf Steiner nicht raten; nicht er konnte etwas «für gut erachten» – sie selbst mußte finden, wohin der Weg, die Arbeit und das Schicksal gingen.

Von dieser Zeit an arbeitete Wegman auf Dornach hin, versuchte, andere für ihren sich verdichtenden Plan einer Klinik in der Nähe Rudolf Steiners zu gewinnen, einer Klinik mit assoziiertem Forschungsinstitut und einer Dependance im Süden. An den großen Arzt Ludwig Noll, der von Rudolf Steiner wie kein zweiter anthroposophischer Mediziner damals geschätzt wurde, auf den Steiner bedingungslos und vertrauensvoll setzte, schrieb sie ein Jahr später nach Dornach:

> Sie wissen, dass ich bestrebt bin ein Sanatorium zu gründen, worin Patienten nach Angaben von Dr. Steiner behandelt werden können. Dieses Sanatorium soll *frei* für alle Ärzte da sein, niemand persönlich angehören. Da die grosse Sache von der Schweiz ausgehen muss um von der *ganzen Welt* aufgenommen werden zu können, so muss das Sanatorium in der Schweiz sein, wie auch das Forschungsinstitut. Nun meine Frage: wollen wir nicht unsere Kräfte vereinen, um dieses zu Stande zu bringen? Bleiben Sie in der Schweiz und arbeiten wir zusammen an diese[r] so nötigen Gründung! (...) Die Idee an sich ist lebensfähig und ich glaube das einzige wodurch etwas erreicht werden kann. Ich habe bis zuletzt gewartet, weil ich hoffte dass Sie mit mir sprechen würden. Die Zeit drängt aber, und die große umfassende Sache liegt mir *zu* nahe, als dass ich nicht noch einen Versuch wagen werde, damit doch von meiner Seite alles gemacht worden ist um zu einer gemeinsamen Arbeit zu gelangen. Überlegen Sie die Sachen ganz genau. Es ist so nötig dass alles sich um Dornach gruppieren muss, durch die Schweiz muss das Goetheanum eine Weltsache werden. Deutschland muss für sich die neuen Ideen annehmen, aber es kann in dem Zustand in dem es sich jetzt befindet, nicht für die Welt propagandieren. Es ist hier ein feiner Unterschied zwischen früher und jetzt. (...) Wenn Sie und Dr. Steiner einverstanden sind, so soll ein Schriftstück aufgestellt werden, worin besagt wird, dass wir beide die Initiative ergreifen um genannte Sache zu verwirklichen und eine Stoßkraft zu geben, und ich bin überzeugt, dass wir bald bauen werden können oder zu einem Kauf übergehen. Ich hoffe, Sie nicht beleidigt zu haben und dass Sie mich richtig erkannt haben um zu wissen, dass ich es ernst meine mit der Verwirklichung [von] Dr. Steiners Ideen und Anregungen.[19]

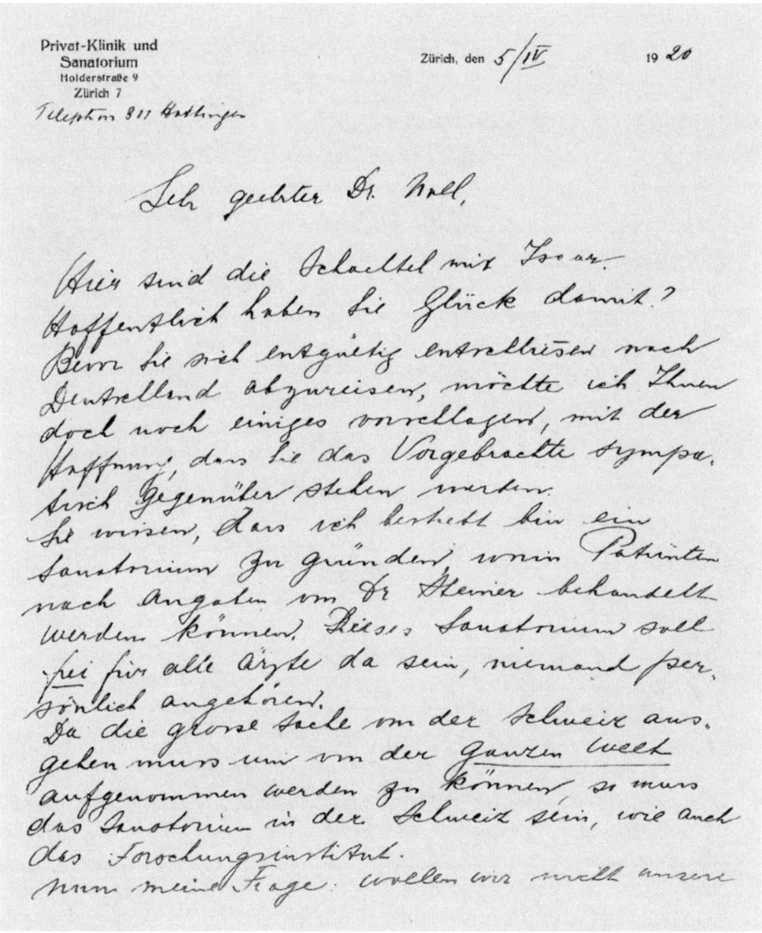
Privat-Klinik und
Sanatorium
Holderstraße 9
Zürich 7
Telephon 811 Hottingen

Zürich, den 5/IV 1920

Sehr geehrter Dr. Noll,

Hier sind die Schachtel mit Iscar.
Hoffentlich haben Sie Glück damit?
Bevor Sie sich endgültig entschliessen nach
Deutschland abzureisen, möchte ich Ihnen
doch noch einiges vorschlagen, mit der
Hoffnung, dass Sie das Vorgebrachte sympa-
thisch gegenüber stehen werden.
Sie wissen, dass ich bestrebt bin ein
Sanatorium zu gründen, worin Patienten
nach Angaben von Dr Steiner behandelt
werden können. Dieses Sanatorium soll
frei für alle Ärzte da sein, niemand per-
sönlich angehören.
Da die grosse Sache von der Schweiz aus-
gehen muss um von der ganzen Welt
aufgenommen werden zu können, so muss
das Sanatorium in der Schweiz sein, wie auch
das Forschungsinstitut.
Nun meine Frage: wollen wir nicht unsere

Ita Wegman an Ludwig Noll, 5.4.1920, S. 1

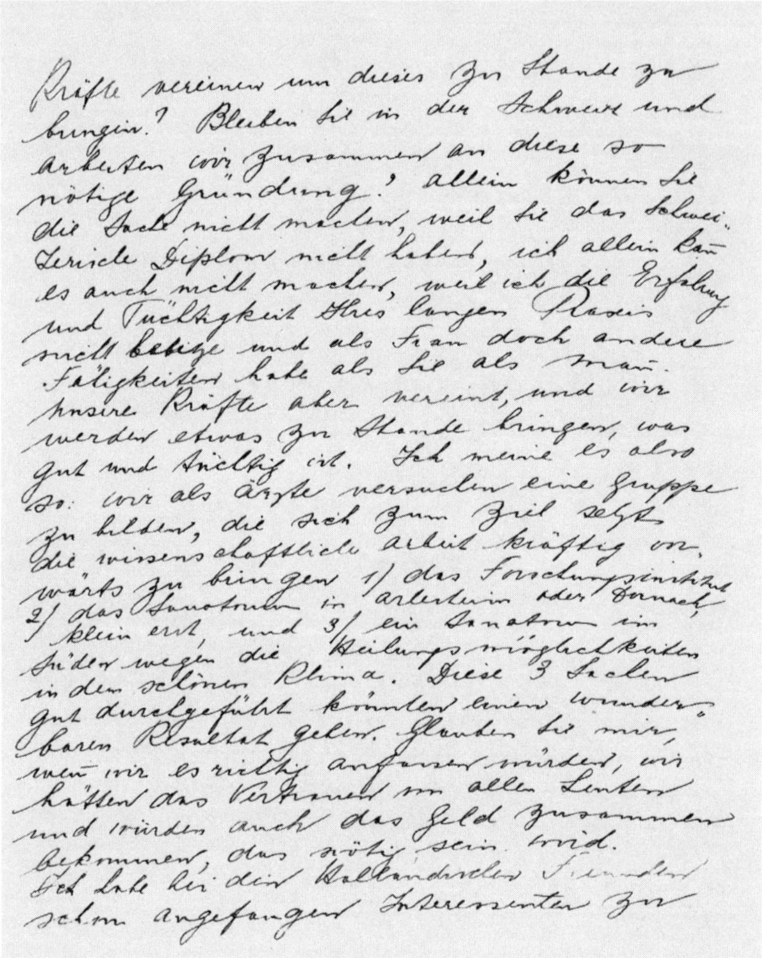
Kräfte vereinen um dieses zu Stande zu
bringen.? Bleiben Sie in der Schweiz und
arbeiten wir zusammen an diese so
nötige Gründung? allein können Sie
die Sache nicht machen, weil Sie das Schwei-
zerische Diplom nicht haben, ich allein kann
es auch nicht machen, weil ich die Erfahrung
und Tüchtigkeit Ihres langen Praxis
nicht besitze und als Frau doch andere
Fähigkeiten habe als Sie als Mann.
Unsere Kräfte aber vereint, und wir
werden etwas zu Stande bringen, was
gut und wichtig ist. Ich meine es also
so: wir als Ärzte versuchen eine Gruppe
zu bilden, die sich zum Ziel setzt
die wissenschaftliche Arbeit kräftig vor-
wärts zu bringen 1/ das Forschungsinstitut
2/ das Sanatorium in Arlesheim oder Dornach,
klein erst, und 3/ ein Sanatorium im
Süden wegen die Heilungsmöglichkeiten
in dem schönen Klima. Diese 3 Sachen
gut durchgeführt könnten einen wunder-
baren Resultat geben. Glauben Sie mir,
wenn wir es richtig anfassen würden, wir
hätten das Vertrauen von allen Leuten
und würden auch das Geld zusammen
bekommen, das nötig sein wird.
Ich habe bei den Holländischen Freunden
schon angefangen Interessenten zu

Ita Wegman an Ludwig Noll, 5.4.1920, S. 2

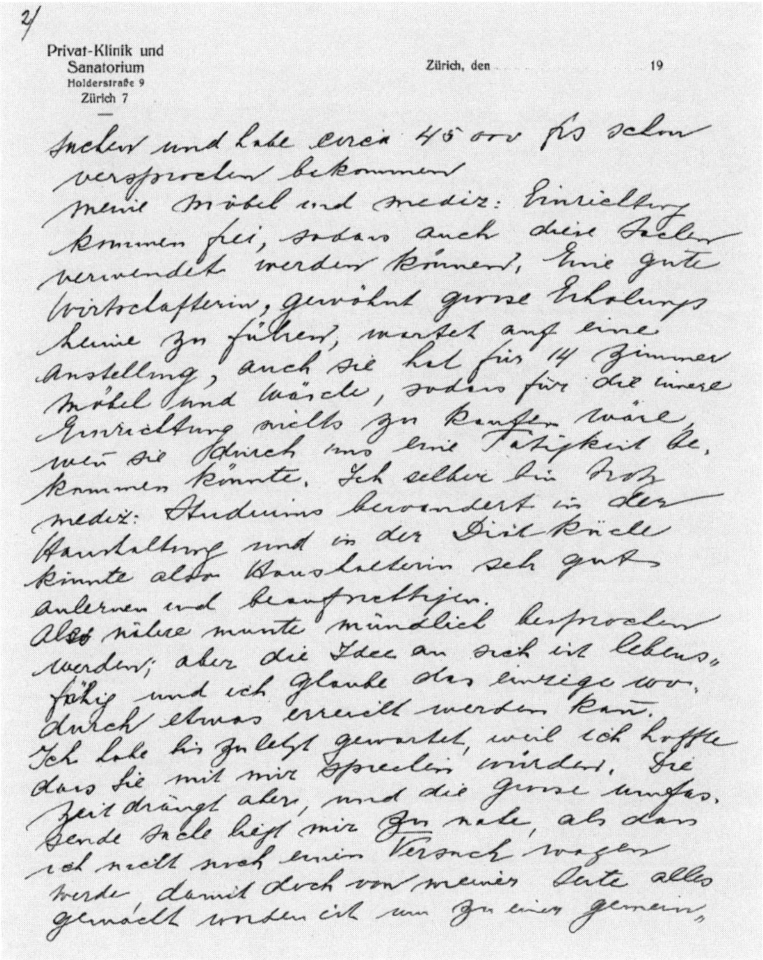
2/

Privat-Klinik und
Sanatorium
Holderstraße 9
Zürich 7

Zürich, den 19

suchen und habe circa 45 000 frs schon
versprochen bekommen.
Meine Möbel und mediz: Einrichtung
kommen frei, sodass auch diese Sachen
verwendet werden können; Eine gute
Wirtschafterin, gewöhnt grosse Erholungs
heime zu führen, wartet auf eine
Anstellung, auch sie hat für 14 Zimmer
Möbel und Wäsche, sodass für die innere
Einrichtung nichts zu kaufen wäre,
wenn sie durch uns eine Tätigkeit be-
kommen könnte. Ich selber bin trotz
mediz: Studiums bewandert in der
Haushaltung und in der Diät-Küche
könnte also Haushalterin sehr gut
anlernen und beaufsichtigen.
Alles nähere musste mündlich besprochen
werden; aber die Idee an sich ist lebens-
fähig und ich glaube das einzige wo-
durch etwas erreicht werden kann.
Ich habe bis zuletzt gewartet, weil ich hoffte
dass Sie mit mir sprechen würden. Die
Zeit drängt aber, und die grosse umfas-
sende Seele liegt mir zu nahe, als dass
ich nicht noch einen Versuch wagen
werde, damit doch von meiner Seite alles
gemacht worden ist um zu einer gemein-

Ita Wegman an Ludwig Noll, 5.4.1920, S. 3

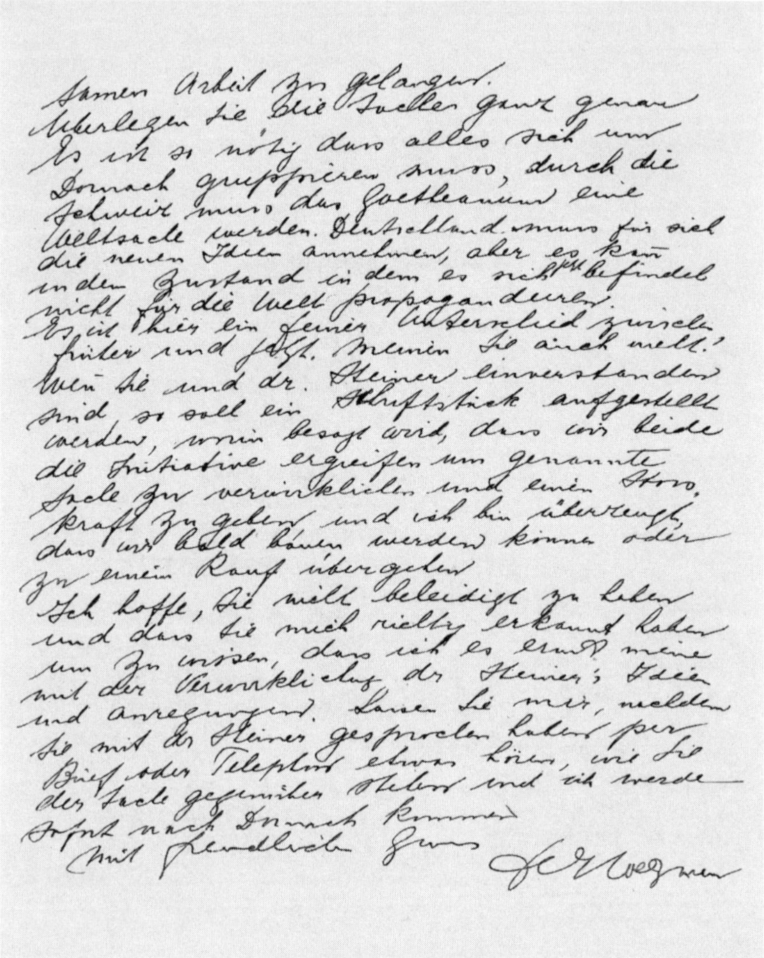

samen Arbeit zu gelangen.
Überlegen Sie die Sache ganz genau
Es ist so nötig dass alles sich um
Dornach gruppieren muss, durch die
Schweiz muss das Goetheanum eine
Weltsache werden. Deutschland muss für sich
die neuen Ideen annehmen, aber es kann
in dem Zustand in dem es sich jetzt befindet
nicht für die Welt propagandieren.
Es ist hier ein feiner Unterschied zwischen
früher und jetzt. Meinen Sie auch nicht?
Wenn Sie und dr. Steiner einverstanden
sind, so soll ein Schriftstück aufgestellt
werden, worin besagt wird, dass wir beide
die Initiative ergreifen um genannte
Sache zu verwirklichen und einen Stoss,
Kraft zu geben, und ich bin überzeugt,
dass wir bald bauen werden können oder
zu einem Kauf übergehen
Ich hoffe, Sie nicht beleidigt zu haben
und dass Sie mich richtig erkannt haben
um zu wissen, dass ich es ernst meine
mit der Verwirklichung dr Steiner's Ideen
und Anregungen. Lassen Sie mir, nachdem
Sie mit dr Steiner gesprochen haben, per
Brief oder Telephon etwas hören, wie Sie
der Sache gegenüber stehen und ich werde
sofort nach Dornach kommen
Mit freundlichem Gruss
I. Wegman

Ita Wegman an Ludwig Noll, 5.4.1920, S. 4

Ita Wegman sandte diesen so besonderen Brief am *Ostermontag* des Jahres 1920 nach Dornach. «Ich habe bis zuletzt gewartet, weil ich hoffte, daß Sie mit mir sprechen würden. (...) Ich hoffe, Sie nicht beleidigt zu haben, und daß Sie mich richtig erkannt haben (...).» Sie schrieb ihn von Zürich aus, wohin sie kurz zurückgekehrt war, nach Dornach, dorthin, wo 34 Medizinstudenten und Ärzte seit dem 21. März Vorträge hörten – medizinische Vorträge, die Rudolf Steiner schließlich geradezu angeboten hatte, nach fast zwei Jahrzehnten des Abwartens ...

Nun sollte und konnte offensichtlich endlich etwas geschehen – der «Kommende Tag» wollte eine anthroposophische Klinik im Raum Stuttgart gründen und Einrichtungen zur wissenschaftlichen Heilmittelforschung und -fabrikation aufbauen, mit Rudolf Steiners Unterstützung. Eine Deklaration der Kursteilnehmer wurde unterzeichnet, Besprechungen fanden statt. Ita Wegman wußte von all diesen Absichten. Dennoch sah sie eine dringliche Handlungsnotwendigkeit aus *persönlich* verantworteter Initiative im unmittelbaren Arbeits- und Lebensumkreis von Rudolf Steiner – eine Initiative, für die sie Mitarbeiter suchte. An Oskar Schmiedel schrieb sie in dieser Zeit:

> Es ist nicht nötig, daß wir bei allem, was wir tun, zuerst bei Dr. Steiner um Rat fragen, er sagt es doch nicht, weil wir aus uns selber handeln müssen. Wenn es recht ist was wir tun, wird er uns schon helfen, sonst nicht, nun ja, dann müssen wir das auf uns nehmen und sind eine Erfahrung reicher geworden. Das, was wir jetzt zu tun haben ist «Handeln» und nicht reden und nicht länger warten, es braucht nicht gleich das Große zu sein, nur ein Anfang muß gemacht sein.[20]

Zugleich lebte noch ein Weiteres in Wegman, das ihr immer deutlicher wurde. Etwas, das sich als *«Sehnsucht»* zunehmend geltend machte, aus tiefen Seelenschichten aufleuchtete und mit ihrem *«Wesen»* in Verbindung stand.[21] Niemand vertraute sie es an, nur im Notizbuch fanden sich später die Sätze:

> Starke intellectualität in den Vorträgen mediz Kurse
> mein Entschluß nach Dornach zu kommen
> meine Verwunderung über diese Intellectualität
> meine Sehnsucht nach der Erneuerung der Mysterien.[22]

Schließlich kaufte sie noch im Herbst 1920 ein Haus in Arlesheim, ließ es umbauen und schrieb an Rudolf Steiner : «Ich hoffe, daß Sie einverstanden sind.»[23] Genau neun Monate später war alles bereitet.

> «Wie wird wohl alles aufgenommen werden», war bei mir die Frage, als ich unseren verehrten Lehrer Rudolf Steiner einlud, das Institut zu sehen, als es ganz fertig war zum Empfang der Patienten. Mit klopfendem Herzen zeigte ich ihm die Zimmer, die in den verschiedenen Farben gemalt [waren], das Behandlungszimmer, die Veranden, was wird er sagen? Und unvergeßlich bleibt mir der Moment, als wir in die oberste Etage angelangt zur offenen Veranda uns begaben, um den schönen Ausblick zu sehen, den Arlesheim auf die Vogesen hat, Rudolf Steiner sich mir zuwendete, mir die Hand gab und die Worte aussprach, daß er mit mir arbeiten wolle, und daß es ihm Freude gemacht, daß das Institut zustande gekommen ist, dem er den Namen Klinisch-Therapeutisches Institut geben wollte und für das er jetzt mit mir zusammen einen Prospekt ausarbeiten wollte.[24]

Im Notizbuch stehen die schlichten Sätze:

> Segnung, einverstanden mit allem; Versprechen:
> mit einander zu arbeiten.[25]

Und kurz danach:

> Intensives Arbeiten mit Dr. Steiner, viele Patienten
> Medicamenten Ausarbeitung Laboratorium Schmiedel
> immer die Sehnsucht noch nach einer tieferen
> Beschäftigung mit den Mysterien.

*

Ita Wegman war eine ganz und gar besondere Ärztin. Menschen, die sie als solche erlebten, waren oft geradezu erschüttert von dem, was dabei zur Erscheinung kam. Wer sie von außen, jenseits der medizinischen Situation, im Handeln betrachtete und ihr positiv und unvoreingenommen gegenübertrat, sah die entschlossene, kämpferische und mutige Seite ihres Wesens, sah die Entschiedenheit, mit der sie die notwendigen Dinge in Angriff nahm. Auch innerhalb der Heilkunst sind diese Qualitäten wesentlich, jedoch in weiter spiritualisierter, verinnerlichter Form. Unterwerfen sie sich diesem Metamorphoseprozeß durch geistige Schulung, so kann etwas wirksam werden, was Steiner den «Heilermut» und – weitergeführt – auch den therapeutischen Schicksals- oder Karmawillen nannte; eine durchchristete Kraft, die sich ganz der Krankheitsüberwindung zur Verfügung stellt, vieles oder alles in geistigem Sinne auf sich nimmt. Hierzu war Ita Wegman in einem besonderen und ausgesprochenen Maße ebenso befähigt, wie sie über eine ganz eigene und tiefe Verbindung zu den Naturprozessen verfügte, ihnen nahe stand. Viele Menschen, die diese verschiedenen Qualitäten bei ihr wahrzunehmen vermochten, fragten sich nach den Schicksalshintergründen ihres Wesens. Manche von ihnen hielten einzelne dieser Aspekte von Wegmans therapeutischem Auftreten in ihren Erinnerungen fest; drei dieser Erinnerungen möchte ich zitieren – sie stammen von eindrucksvollen Persönlichkeiten und Mitarbeitern Ita Wegmans, die eine je eigene Beziehung zu ihr hatten: von dem heilpädagogischen Arzt Karl König, der Malerin Liane Collot d'Herbois und der Ärztin Madeleine van Deventer.

> Sie hatte ein wirklich königliches Wesen! Das bedeutet nicht, daß sie unnahbar, distanziert oder gleichgültig gegenüber den Nöten und Ereignissen ihrer Zeit gewesen wäre. Sie war königlich, und doch strahlte sie eine tiefe Brüderlichkeit aus. Für sie war jeder gleich. Ob sie sich um ein behindertes Kind kümmerte, einen schreienden Wahnsinnigen, einen preußischen General oder einen englischen Grafen, um einen jungen Arzt oder einen Medizinstudenten, eine Krankenschwester, einen Gärtner oder Bettler – sie sprach mit allen in der gleichen Weise: wie eine Schwester zu ihrem Bruder. Und doch war sie königlich und lebte mit Stil. (...) Immer wenn ich sie traf, mußte ich mir sagen: «Homo sum», weil dieses Gefühl von ihr ausstrahlte und man es erleben konnte. Sie konnte zärtlich sein, voller Liebe und Hingabe und besorgt um jeden, der in Not war. Sie konnte jedem zuhören, der zu ihr sprach. Wenn sie zuhörte, stellte sie alles beiseite, was sie vorher oder nachher beschäftigte; sie war ganz für diesen einen Menschen da. Aber sie konnte auch sehr ärgerlich werden, sie konnte schreien und weinen vor Verzweiflung, «Homo sum» – ganz Mensch –, königlich und doch ein Bruder für jeden zugleich. (...) Dieser Geist der Brüderlichkeit, den sie auf alle Menschen ausdehnte, floß auch in ihre therapeutische Arbeit ein. Diese war hervorragend, denn sie war zweifellos der beste Arzt, dem ich je begegnet

bin. Denken Sie nicht, daß sie klug war, sie war weise. Auf die eine oder andere Weise verwendete sie alles zur Heilung: ein Medikament, eine Massage, ein starkes Wort, einen liebenden Blick, ein Musikstück, ein Gemälde, einen Spaziergang durch die Landschaft; was immer ihr zur Verfügung stand, gebrauchte sie. (...) Ita Wegman erkannte den gleichen Geist der Brüderlichkeit in allem, was lebendig war, beseelt, durchgeistet – und sie verwendete es, um zu heilen. (König[26])

Wenn sie einen Patienten aufsuchte, traf sie nie mit vorgefaßten Vorstellungen ein. Vielmehr machte sie sich innerlich ganz leer. Man mag ihr vielleicht erklärt haben, woran der Betreffende kranke, doch machte ihr dies keinen besonderen Eindruck: sie wollte stets mit eigenen Augen sehen. Sie pflegte sich ans Bett der Kranken zu setzen, öffnete sich ganz und stellte sich mit leerem Bewußtsein auf die Krankheit ein. Dann wartete sie ab, bis sie die Lage innerlich erfaßt hatte. So kam sie zu ihren Diagnosen. (Collot d'Herbois[27])

Eine Patientin bekam eine hochfiebrige Peritonitis. Das Krankheitsbild wurde so bedrohlich, daß erfahrene Kollegen jede Hoffnung aufgaben. Dr. Wegman verbrachte drei Tage und drei Nächte fast ununterbrochen am Lager der Patientin; zwei Assistenzärzte und zwei Schwestern standen ihr zur Seite. Dauernd wurden – meist von ihr selbst – therapeutische Maßnahmen durchgeführt: der gespannte Leib wurde leicht massiert mit ätherischen Ölen, Klysmen wurden gemacht, Injektionen verabreicht und kleine Schlückchen Champagner eingeflößt. Die Atmosphäre im Zimmer war kaum zu ertragen, man konnte sie «dämonenbeladen» empfinden. Wir jüngeren Helfer konnten schwer durchhalten und wurden öfters von ihr hinausgeschickt, um uns im Garten zu erfrischen. Etwas beschämt mußte man feststellen, daß Dr. Wegman keine Ablösung brauchte. Nach drei Tagen war das Schlimmste überstanden, die Temperatur normalisierte sich, die Ernährung wurde wieder möglich: die Patientin ist – allerdings erst nach langer Rekonvaleszenz – wieder ganz gesund geworden. (Deventer[28])

Nur Rudolf Steiner, der nun häufig zu Besuchen in der Arlesheimer Klinik weilte, war der weite Schicksalshintergrund dieser Beobachtungen vertraut – er wußte, welche konkreten Kräfte in Wegman lebten.

*

«Segnung, einverstanden mit allem; Versprechen: mit einander zu arbeiten.» Die Zusammenarbeit zwischen Steiner und Wegman

hatte im Sommer 1921 begonnen; aber eben nur begonnen. Zwar fanden Steiners Visiten mit geisteswissenschaftlichen Diagnose- und Therapieerweiterungen, Heilmittelempfehlungen, künstlerischen Heilwegen und Krankenmeditationen statt – doch gab es all dies auch in der Stuttgarter Klinik des «Kommenden Tages» bei Steiners dortigen Besuchen, ja, es hatte sich in beschränktem Umfang bereits fünfzehn Jahre zuvor in Felix Peipers Münchner Privatsanatorium am Englischen Garten ereignet, als Rudolf Steiner dort regelmäßig die Patienten vorgestellt worden waren. Sicher war alles bei Ita Wegman und ihren jungen, begeisterten Mitarbeitern von größerem Elan – und bald erblühten die neuen Therapieformen zu großem Leben. Dennoch war dies für Wegman nicht das Einzige und wohl auch nicht das Eigentliche.

> Intensives Arbeiten mit Dr. Steiner, viele Patienten
> Medicamenten Ausarbeitung Laboratorium Schmiedel
> immer die Sehnsucht noch nach einer tieferen
> Beschäftigung mit den Mysterien.

Das «Eigentliche» war noch nicht deutlich geworden und zur Erscheinung gekommen; auch war der Abstand, war die Ferne zu Rudolf Steiner noch groß. Welche *Distanz* im Umgang mit ihm damals noch bei Wegman vorherrschte, auch, welcher Eigen-Wille weiter in ihr wirksam war, zeigen exemplarisch zwei ihrer Briefe vom Mai 1922 – an Rudolf Steiner und an Hilma Walter, ihre liebe Mitarbeiterin. An Rudolf Steiner, der auf Reisen war, schrieb sie damals:

> Sehr geehrter Herr Dr. Steiner. Hier geht es ordentlich. Den Brief mit [der] Behandlung für die drei Patienten habe ich empfangen, wofür ich Ihnen sehr danke. Es war schwierig die Kräuter zu finden. Ich bleibe in vorzüglicher Hochachtung Ihre ergebene Ita Wegman. (11.5.1922[29])

Und an Hilma Walter zwei Tage später:

> Meine Reise nach Skandinavien habe ich doch nicht durchgesetzt. Die Ausgaben waren doch zu hoch und als ich Dr. Steiner darüber sprach, sagte er: «Ja, aber können Sie Dornach verlassen?» ein wenig vorwurfsvoll und bat mich, Bockholt alles genau zu sagen und [sie] zu orientieren über Eventualitäten. Da verging mir schon die Lust und ich blieb ruhig zu Hause. (13.5.1922[30])

«Da verging mir schon die Lust ...» Wenige, direkte und unmittelbare Worte anläßlich eines geschichtlich unbedeutsamen Ereignisses, eines nicht gelungenen Reiseplanes, die dennoch aussagekräftig erscheinen und für manches stehen mögen. Wegman respektierte Steiners kritische Nachfrage und blieb vor Ort, «ruhig», wie sie an Walter schrieb – oder doch eher unwillig und unzufrieden, weil aufgehalten, gebremst, in ihren Intentionen gestört? *«Etwas gefiel mir nicht»* – diese Wendung findet sich wiederkehrend in ihren frühen Briefen. Noch lebte Ita Wegman nicht wirklich in Steiners Gegenwart, war nicht aufgenommen in seine geistige Sphäre, stand in einiger Entfernung zu ihm – freilich zugewandt. Wir dürfen annehmen: staunend, verehrend, aber auch fragend und um eine eigene Haltung ringend.

Monate später aber trat sie ihm näher, in einer Nacht, die sich tief in das Schicksal Rudolf Steiners und der Anthroposophischen Gesellschaft einschrieb, auch in dasjenige Ita Wegmans. Es war die Silvesternacht des Brandes, in der das Goetheanum, an dem Menschen aus vielen Nationen jahrelang gearbeitet und in das sich Rudolf Steiner ganz hineingegeben hatte, in Flammen aufging – die Nacht einer völligen Zerstörung auf Erden. Über ihre Erlebnisse mit Rudolf Steiner in diesen Stunden schrieb Ita Wegman später wenige, aber wesentliche Sätze nieder, in denen es unter anderem heißt:

> Dr. Steiner sah man überall, bald war er auf dem Gelände, das er in allen Richtungen durchlief, bald in der Schreinerei, immer mit tief traurigernster Miene ohne Aufregung, sich [dessen] voll bewußt, was mit dieser Arbeit der Menschheit verloren gegangen ist. (...) Dr. Steiner stand um acht Uhr morgens noch einmal vor den Trümmern des Gebäudes, das immer noch brannte und rauchte. Die meisten waren nach Hause gegangen, das Gebäude war leer, während treue Seelen das Atelier wieder einräumten, die Schreinerei wieder einrichteten für die Arbeit. Allein stand er da und sah die Zerstörung an. Ich wagte mich mit Demut an ihn heran und konnte nur die Worte sprechen, es ist schrecklich für uns. Ja, sagte er, jetzt ist alles im Weltenäther aufgeschrieben.[31]

«Ich wagte mich mit Demut an ihn heran» – Ita Wegman bewegte sich auf Rudolf Steiner zu, verstand in den Tiefenschichten ihres Wesens nun mehr von ihm als in all den Jahren zuvor. Dieses unterstützende Verständnis, die gefühlte Ahnung dessen, wer Rudolf Steiner war und wie es um ihn stand, was er brauchte und wie ihm beizustehen war, erstand in ihr und griff verändernd in ihr eigenes Gefüge ein. Es begann eine mit zunehmender Selbsterkenntnis gepaarte Verbindung zu ihm wirksam zu werden, die zu Pfingsten 1907 erstmals kurz aufgeleuchtet war, nun aber erst eine wirkliche, sich schrittweise entfaltende Nähe ermöglichte.

> Sie [Ita Wegman] hatte immer einen starken Unabhängigkeitswillen, wollte alles aus eigener Kraft zustande bringen. Von jetzt ab konnte sie sich restlos Rudolf Steiner zur Verfügung stellen. Am frühen Morgen nach der Brandnacht kamen Rudolf Steiner und Ita Wegman den Hügel hinauf. Wir scharten uns schweigend um sie. Da sagte Rudolf Steiner: *Die Arbeit geht weiter – wir werden wieder aufbauen.* (Madeleine van Deventer[32])

In den Monaten nach dem Brand ging Rudolf Steiner intensiv mit einer Anthroposophischen Gesellschaft ins Gericht, deren Versagen und «ruinenhafter» Zustand ihm zufolge Mitursache der Feuerkatastrophe war. Studiert man den ganzen, von Hella Wiesberger 1991 herausgegebenen, 952 Seiten starken Band «Das Schicksalsjahr 1923 in der Geschichte der anthroposophischen Gesellschaft», so wird man diese Formulierungen nicht für überzogen halten. In unzähligen Nachtsitzungen, Voten, Ansprachen und Vorträgen versuchte Steiner, die «Selbstbesinnung» der Anthroposophen endlich anzustoßen und mit ihnen zu dem vorzudringen, was die Gesellschaftsarbeit realiter lähmte – die wissenschaftlichen Aufgaben unbearbeitet ließ, den Erfolg der vielen Neugründungen verhinderte, die jungen Menschen abschreckte und anderes. Hatte Steiner zu Friedrich Husemann schon fünf Wochen vor dem Brand gesagt: *«Von dem Ärztekollegium ist eine krassere Opposition ausgegangen als von irgendjemand in der Gesellschaft»*[33], so war seine Auseinandersetzung mit der Ärzteschaft des Klinisch-Therapeutischen Institutes in Stuttgart dabei die wohl schärfste von allen. Von dieser Ärzteschaft hatte er seit Jahren, wenn nicht Jahrzehnten die zentrale wissenschaftliche Arbeit erwartet, auch die öffentliche, publizistische Darstellung, das «Vademecum» – nichts war in Steiners Augen geschehen, wertvollste Zeit war in verhängnisvoller Weise untätig vergangen. Liest man die entscheidende Ärzte-«Besprechung» vom 31. Januar 1923 heute nach, so wundert man sich darüber, daß Ludwig Noll, Friedrich Husemann und Felix Peipers überhaupt noch den Mut zur weiteren ärztlichen Mitarbeit aufbrachten, so deutlich und hart war Rudolf Steiners Sprache.

Als Rudolf Steiner dann ein halbes Jahr später, beginnend mit dem Vortrag vom 28.8.1923, zahlreiche Darstellungen über die neue Heilkunst vor nicht-anthroposophischen Ärzten und einer interessierten Öffentlichkeit zu halten anfing, fand das große Stuttgarter Institut nirgendwo mehr eine Erwähnung – Steiner behandelte es wie nicht existent. Statt dessen hieß es nun in aller Deutlichkeit:

> Insbesondere soll hier hingewiesen werden auf das Klinisch-Therapeutische Institut in Arlesheim, das ja unter der ausgezeichneten Leitung von Frau Dr. Wegman steht, die insbesondere eine segensreiche Wirksamkeit für dieses Institut dadurch entfaltet, daß sie dasjenige hat, was ich den Mut des Heilens nennen möchte.[34]

Rudolf Steiner sprach diese Worte in Wales, an einem Ort, in einer Landschaft, die einen tiefen Bezug zu den hybernischen Mysterien hat, auch zur großen Michaels-Strömung.[35] Hier, nicht in Dornach oder Stuttgart, fiel das Wort vom *«Mut des Heilens»,* hier sprach er erstmals über Dr. Ita Wegman. Sie war ihm hinterhergereist und war dabei, nahm die ganze Geistigkeit der Landschaft tief in sich auf. Später schrieb sie:

> Anders konnte da geredet werden als in anderen Gegenden; es war, als ob das Verständnis für die geistige Welt ein offeneres wäre, als ob die Zuhörer, auch wenn sie aus anderen Gegenden herkamen, mehr Möglichkeiten bekommen hätten, zu horchen auf die feineren Regungen, die von überall her aus der Natur ihnen entgegen tönten, empfindungsgemäß mitzusteigen in die Regionen des Geistig-Seelischen. Und jeder, der das Glück gehabt hat, in dieser Zeit ein oder mehrere Gespräche mit Rudolf Steiner zu führen, wird wissen, wie etwas Besonderes da noch mitgeklungen hat, etwas, was

mit in der Atmosphäre lag und den Gesprächen eine besondere Note gab. Uralte Weisheit, uralte Tradition umschwebten die Gegend, und es war, als ob aus dem tiefen Schlaf – und viele Freunde, die da waren, konnten das mitempfinden – diese Urweisheit erweckt würde durch gesprochene Worte Rudolf Steiners. Das Anthroposophische bekam dadurch einen noch tieferen Glanz, als es schon hatte. Das Leben und Weben des Geistigen innerhalb des Physischen, von dem die Anthroposophie lehrt, wurde inniger empfunden. Man fühlte sich dem Geistigen näher ...[36]

Ita Wegman, die in den vergangenen acht Monaten seit dem Brand des Goetheanums vieles in ihrer Seele bewältigt hatte, gehörte selbst zu denen, denen das «Glück» widerfuhr, «in dieser Zeit ein oder mehrere Gespräche mit Rudolf Steiner» führen zu können. In der Mysterienlandschaft von Wales sprach sie endlich zu ihm von ihrer *Sehnsucht* nach den Mysterien und fragte nach, warum die medizinischen Kurse denn so intellektuell gehalten worden seien. Rudolf Steiner schien auf diese ihre Frage gewartet zu haben – er bejahte ihr die Möglichkeit der Entwicklung einer neuen Mysterienmedizin und sagte mit Nachdruck, diese solle nun aufleben ... Weiter notierte sie über die Gespräche in ihrem Notizbuch:

Penmaenmawr Karma
vollständig geoffenbart
Seelisches Element
Verständnis meiner Seite
Jubiliert hat die geistige
Welt sagte er[37]

Mit Emanuel Zeylmans van Emmichoven können wir diese Zeilen so verstehen, daß sich Ita Wegman schrittweise die Schicksalshintergründe ihrer Inkarnation und damit ihres Zusammenhangs mit Rudolf Steiner in vielen Einzelheiten erschlossen hatten – ein Prozeß, der in Wales schließlich kulminierte: *«Karma vollständig geoffenbart»*. Sie war im okkulten Sinne erwacht – der vieljährige und seit dem Goetheanumsbrand ausgesprochen forcierte Schulungs-Prozeß einer Annäherung an Rudolf Steiner und seine Aufgabe erreichte einen ersten Höhepunkt; einen Höhepunkt, der eine neue und intensivierte Form der Weiterarbeit, ja der wirklichen esoterischen Zusammenarbeit erstmals gestattete und eröffnete. Fast auf den Tag genau einundzwanzig Jahre, drei Jahrsiebte, waren vergangen, seit Rudolf Steiner den Satz *«Ich will auf die Kraft bauen, die es mir ermöglicht, ‹Geistesschüler› auf die Bahn der Entwicklung zu bringen»* am 16.8.1902 formuliert hatte. Nun war von einem wirklichen Geistesschüler ein wichtiges, zentrales Entwicklungsziel erreicht worden. *«Jubiliert hat die geistige Welt, sagte er.»*

Als Rudolf Steiner, Marie Steiner, Ita Wegman und andere Menschen Anfang September von der Reise nach England zurückkehrten, war auch ein neunjähriges Kind unter ihnen. Sandroe Staughton stammte aus Amerika und war Rudolf Steiner mit der Bitte um Hilfe von seinen Eltern in Ilkley übergeben worden – in seiner Entwicklung zurückgeblieben, unruhig, schwer zu führen. Noch in England schrieb Rudolf Steiner für ihn die Meditation nieder:

Oben stehet die Sonne,
Sie schenkt mir liebes Licht;
Im Lichte gibt mir Gott
Die edle Kraft des Lebens,
Und des Gottes Kraft,
Sie strahlet überall,
In jedem Stein,
In allen Pflanzen,
In Tieren und Menschen;
Und wenn auch
In meinem Herzen
Die Liebe wohnen kann,
Dann ziehet Gottes Kraft
Auch in mich selbst hinein,
Die hohe Gotteskraft,
Die Christus den Menschen
Auf Erden hat geschenkt.
Ich danke für sie jeden Tag
An dem ich leben darf.
Amen.[38]

Dr. Hilma Walter nahm Sandroe am 6. September ins Klinisch-Therapeutische Institut in Arlesheim auf, in Ita Wegmans Klinik. Wegman selbst sagte später, Rudolf Steiner habe im Sommer 1923 in England, wo er auch vor 40 englischen Ärzten über anthroposophische Heilkunst sprach, den Keim zur Medizinischen Sektion gelegt.[39] In die sich bildende «Sektion» schrieb sich damit Ita Wegmans Karma-Erkenntnis *und* das Schicksal der seelenpflegebedürftigen Kinder von Anfang ein – eine Spur, fast eine Rune des Schicksals, die nicht übersehen werden sollte.

Auch, daß Rudolf Steiner bald nach der Rückkehr aus England, am Abend des 24. September, die eilige, hastig niedergeschriebene Nachricht

> Lieber Herr Doktor, als ich zu [nach] Hause kam, fand ich den Paul, der seit gestern Asthma hatte in einem furchtbaren schlechten Zustand. Plötzlich ein Kolaps und jetzt fürchte ich, dass er stirbt. Ihre I. Wegman[40]

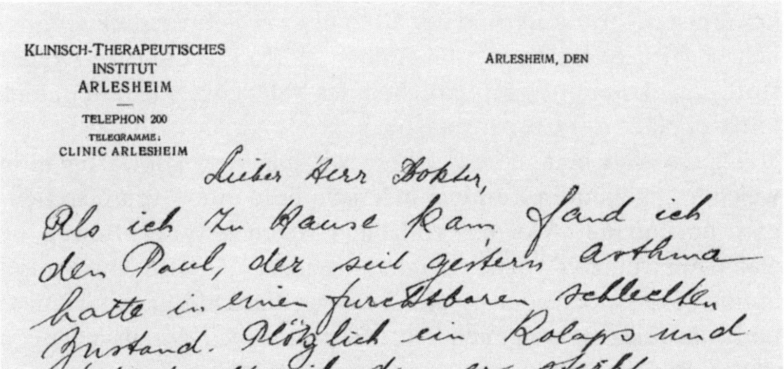

KLINISCH-THERAPEUTISCHES INSTITUT ARLESHEIM

TELEPHON 200
TELEGRAMME: CLINIC ARLESHEIM

ARLESHEIM, DEN

Lieber Herr Doktor,
Als ich zu Hause kam, fand ich den Paul, der seit gestern asthma hatte in einem furchtbaren schlechten Zustand. Plötzlich ein Kolaps und jetzt furchte ich, dass er stirbt.
Ihre I Wegman

erhielt, gehört hierher. Paul, ein ebenfalls neunjähriger, asthmakranker Junge, war sehr gerne in Wegmans Klinik, weil sich seine Krankheit sehr gebessert hatte und er durch seinen Aufenthalt in Arlesheim die Chance hatte, die Friedwart-Schule am Goetheanum besuchen zu können. Nun hatte er an seinem Geburtstag, dem

24. September, einen schweren Rückfall erlitten. Rudolf Steiner, der in den letzten drei Tagen im Nachklang seines Aufenthaltes in Penmaenmawr (und möglicherweise auch seiner Gespräche mit Ita Wegman) das Bild «Druidenstein» gemalt hatte, eilte nach Erhalt der Botschaft sofort in die Klinik. Zusammen mit den Ärztinnen Ita Wegman, Hilma Walter und Margarete Kirchner-Bockholt kämpfte er bis zum nächsten Morgen um das Leben dieses Kindes, das jedoch verstarb.

Wenige Stunden später brach Steiner dann nach Wien zu Michaels-Vorträgen und Besprechungen auf. Hier, in Wien, dem Ort seiner Jugend- und Studienjahre, ließ Rudolf Steiner nun erstmals verlauten, er werde mit Dr. Ita Wegman zusammen ein medizinisches Buch schreiben ...

Die gemeinsame Arbeit an dem Buch «Grundlegendes zu einer Erweiterung der Heilkunst nach geisteswissenschaftlichen Erkenntnissen» war aufgrund der Ereignisse in Penmaenmawr möglich geworden. Sie fand allabendlich in Rudolf Steiners Atelier statt, eingeleitet mit dem Sprechen des Vaterunsers und in unmittelbarer Nähe der Christusplastik.

Dieses alles bedenkend, sollten wir uns vergegenwärtigen, in welcher ungeheuren Zeitdynamik sich diese intensiven Geschehnisse um und in Ita Wegman vollzogen. Welch gewaltige Bewegung war in nur wenigen Wochen in ihr und in ihrem Verhältnis zu Rudolf Steiner entstanden! – auch wenn diesen Veränderungen Monate und Jahre der verborgenen esoterischen Arbeit vorausgegangen waren. Welche Erschütterungen müssen sich damals in ihr abgespielt haben ...

Eine kleine Briefnotiz erhielt sich aus jenen Wochen. Am 30. Oktober sandte Ita Wegman ein Blatt an Rudolf Steiner, unsicher, sich der Größe der gestellten Aufgabe nicht gewachsen fühlend, voll Zögern:

> Ich bin seelisch gar nicht auf der Höhe, habe auch viele Sorgen, so viele Wiederwertigkeiten, bin unharmonisch, unzufrieden u. s. w. Ist es nicht besser, dass ich wegbleibe? Ich komme dann schon wieder zu mir. Haben Sie Geduld mit mir?[41]

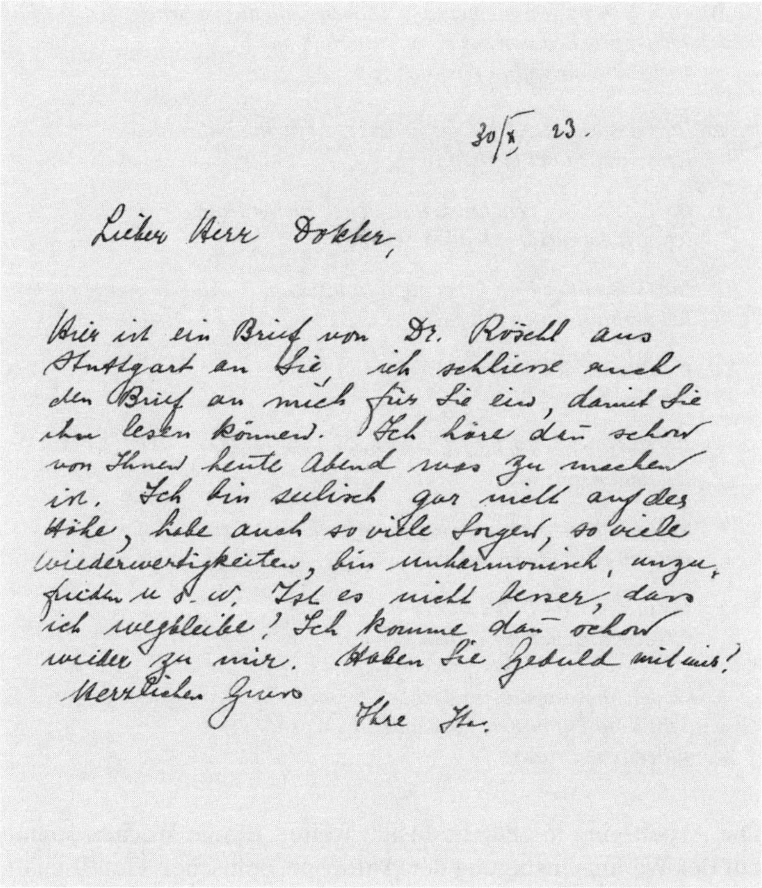

30/X 23.

Lieber Herr Doktor,

Hier ist ein Brief von Dr. Röschl aus Stuttgart an Sie, ich schliesse auch den Brief an mich für Sie ein, damit Sie ihn lesen können. Ich höre dann schon von Ihnen heute Abend was zu machen ist. Ich bin seelisch gar nicht auf der Höhe, habe auch so viele Sorgen, so viele Wiederwertigkeiten, bin unharmonisch, unzufrieden u s. w. Ist es nicht besser, dass ich wegbleibe? Ich komme dann schon weiter zu mir. Haben Sie Geduld mit mir!

Herzlichen Gruss

Ihre Ita.

Seit Anfang September, seit den Tagen von Penmaenmawr, hatte Rudolf Steiner ihre weitere innere Entwicklung mit allem Nachdruck in die Hand genommen, sie in gesteigerter Weise schulend und vorbereitend für das, was nun geleistet werden mußte. Allwöchentlich erhielt Ita Wegman neue, weiterführende esoterische Übungen, die ihr Kraft und Sicherheit geben sollten; auch medizinische Erkenntniskraft. So gab er Ita Wegman noch im selben Oktober den Spruch:

Was ich spreche von meinem physischen Leib aus ist Schein –
Ich muss sprechen von meinem Aetherleib aus,
zu dringen in die wahre Wirklichkeit:

1. *Ihr Geister unter der Erde drücket auf meine Fußsohlen,*
   Ich schreite über euch hinweg.

2. *Ihr Geister der Feuchtigkeit streichelt meine Haut.*
   Ich drücke euch nach allen Seiten.

3. *Ihr Geister der Luft füllet mein Inneres an.*
   Ich verbinde mich mit euch.

4. *Ihr Geister der Wärme beseelt mein Inneres.*
   Ich lebe in euch.

5. *Ihr Geister des Lichtes durchgeistet mein Inneres.*
   Ich denke mit euch.

6. *Ihr Geister der (chemischen) Kräfte lähmet meine Kräfte.*
   Ich will euch überwinden.

7. *Ihr Geister des Lebens tötet mein Leben.*
   Ich erwarte euch im Tode.

So bin ich, dies sagend, im Aetherleibe.
Und ihr könnt kommen: Farben, Töne, Worte
der ätherischen Welt[42]

Die Arbeit ging in aller Intensität weiter. Einige Wochen später, auf der Weihnachtstagung der Anthroposophischen Gesellschaft, übergab Rudolf Steiner Ita Wegman schließlich die Leitung der neugegründeten Medizinischen Sektion am Goetheanum. Als Steiner sie für den Vorstand benannte, sagte er am 24.12.1923:

> Als weiteres Vorstandsmitglied muß ich Ihnen vorschlagen, aus namentlich den Tatsachen der letzten Wochen hier, diejenige Persönlichkeit, mit der ich in der Gegenwart so recht die Möglichkeit habe, anthroposophischen Enthusiasmus in der richtigen Weise auszuprüfen dadurch, daß ich mit ihr zusammen das medizinische System der Anthroposophie ausarbeite: Frau Dr. Ita Wegman. Sie hat ja durch ihre Arbeit – und namentlich durch die Auffassung ihrer Arbeit – gezeigt,

daß sie auf diesem Spezialgebiete die Anthroposophie in rechter Weise zur Geltung bringen kann. Und ich weiß, daß das segenbringend wirken wird. Deshalb habe ich es auch unternommen, für die nächste Zeit schon das anthroposophische System der Medizin gemeinschaftlich mit Frau Dr. Wegman auszuarbeiten. Es wird der Welt vor Augen treten, und dann werden wir ja sehen, daß wir gerade an in solcher Art arbeitenden Mitgliedern die richtigen Freunde der Anthroposophischen Gesellschaft haben.[43]

«Aus namentlich den Tatsachen der letzten Wochen hier ...» – man kann sich fragen, wer unter den damals fast achthundert in der Schreinerei anwesenden Menschen diese Worte Rudolf Steiners wirklich verstehen konnte – oder sollte. Wer wußte um diese «Tatsachen», um die Intensität dieser karmischen Zusammenarbeit? Die Antwort fällt nicht allzu schwer: er selbst und Ita Wegman, niemand sonst. Die zitierten Vortragsworte sprach Rudolf Steiner *zu ihr,* zu ihrer Hilfe und Orientierung. Darüber hinaus sprach er sie in den geistigen Raum, den er mit der Weihnachtstagung eröffnet hatte.

Tränenüberströmt hörte Ita Wegman ihm zu, so berichtete später ein junger holländischer Arzt, der dabeigewesen war – Willem Zeylmans van Emmichoven.[44]

Mit der Weihnachtstagung der Anthroposophischen Gesellschaft begann das Jahr 1924, das letzte volle Tätigkeitsjahr im Leben Rudolf Steiners. Medizinisch gesehen arbeitete er ausschließlich mit Wegman intensiv zusammen – zwar besuchte Steiner noch die Stuttgarter Klinik und gab auf Visiten vielfältige Ratschläge. Zugleich fand das Stuttgarter Klinisch-Therapeutische Institut und sein Ärztekollegium auch auf der zukunftsgewandten Weihnachtstagung keinerlei Erwähnung mehr. Zwei Briefantworten Wegmans an Friedrich Husemann und Ludwig Noll sind aus den Monaten nach dieser Tagung erhalten; Antworten, die in Absprache mit Rudolf Steiner erfolgten und Steiners Haltung und Stimmung zum Ausdruck brachten. So hatte Friedrich Husemann Anfang Februar um ein Gespräch mit Ita Wegman und Rudolf Steiner nachgesucht, das Wegman ihm aber mit Hinweis auf die viele Arbeit – beziehungsweise auf die nunmehr zu lösenden Aufgaben – abschlug, um dann fortzufahren:

> Ich ging mit Ihrem Briefe gestern auch zu Herrn Dr. Steiner, und Herr Dr. läßt Ihnen sagen, daß auch er unmöglich jetzt Zeit hat, Ihnen am Montag eine Besprechung zu ermöglichen. Herr Dr. ist überhäuft von Arbeit und will jetzt von außen nicht gestört sein, damit er einmal wirklich fertig werden kann und man endlich einmal einen festen Grund hat, worauf man dann arbeiten kann. Und wenn immer Besprechungen stattfinden, so wird man stets gestört. Ist aber erst einmal die Grundlage da, dann wird jeder hören, was er zu tun hat und wie er sich einreihen kann. [45]

Ludwig Noll stellte seinerseits ein paar Monate später zahlreiche detaillierte Fragen, die die Düngung der angebauten Heilpflanzen in Gmünd betrafen, und bat um Weiterleitung dieser Fragen an Rudolf Steiner («Für die Beantwortung dieser Fragen danken wir Herrn Dr. Steiner herzlich und sind Ihnen, sehr verehrte Kollegin, für die Übermittlung der Antwort sehr verbunden.»[46]). Ihm antwortete Ita Wegman am 12.5.1924:

> Es ist Dr. Steiner nicht möglich, auf all' Ihre Fragen so ohne weiteres eine Antwort zu geben; wenn sich Herr Dr. so eingehend mit all diesen Fragen beschäftigen wollte, so könnte er ja die Angelegenheit auch selbst erledigen. Nun werden wir es auf diese Art einrichten, daß wir in unserem Laboratorium Versuche machen werden, um zu sehen, wie sich die Sache am besten machen läßt. Sobald nähere Angaben und Resultate vorliegen, werden wir Ihnen Mitteilung machen.[47]

Hier war etwas zu Ende gegangen, von Rudolf Steiner schließlich abgebrochen worden, nach Jahren des Wartens, Helfens und Ratens. Steiner wollte nun *«von außen»* nicht mehr gestört werden – in Arlesheim sollte hinfort die Arbeit angegangen werden, nach besten, verfügbaren Kräften.

1924 war Ita Wegman bis auf wenige Reisen Rudolf Steiners, die sie nicht mitmachen konnte, ganz in seiner Nähe. Sie wußte, wie der Brand das Wesensgefüge Rudolf Steiners angegriffen hatte, wie geschädigt und gefährdet er war. Sie wußte, welche Hilfe seiner menschlichen Umwelt Steiner nun brauchte, um seine Arbeit überhaupt fortführen zu können. Sie wollte und konnte ihm beistehen.

Steiner wiederum förderte weiter unablässig Wegmans esoterische Entwicklung. Unter den vielen Übungen, die er ihr gab, fanden sich auch einige Sprüche, deren Meditation die karmische Dimension ihrer Zusammenarbeit immer weiter vertiefen sollte; ganz offensichtlich lebte Rudolf Steiner zunehmend aus dieser schicksalhaften Verbindung und Arbeitsfreundschaft mit Wegman, bezog Kräfte aus ihr, die für die weitere Entfaltung der Anthroposophie unersetzlich waren.

An ihrem Geburtstag, dem 22. Februar 1924, schenkte er ihr den Spruch:

An Mysa

An die fernen Zeiten denken
In der alten Gemeinschaft leben
Bindet die Seelen
Löset die Aufgaben
Läßt die Geister finden
Es gibt Wahrheit dem Leben
Ja, so sei es[48]

Nur fünf Tage später, am Tauftag Rudolf Steiners, das Mantram:

Es deuten die Herzen das Karma
Wenn die Herzen lernen
Lesen das Wort
Das in Menschenleben
Gestaltet
Wenn die Herzen reden
Lernen das Wort
Das im Menschenwesen
Gestaltet.

An meine Mysa
27. Februar 1924[49]

Auch die folgenden Zeilen fanden sich in ihrem Nachlaß:

Erinnerung von Jahrtausenden
An Mysa die lieblich milde
An Alexander den brausenden
Alles in dem lichten Geistesbilde
In gegenwärtiger Liebe
Verbunden durch Seelentriebe
Sie bilden die Kraft zum Schaffen
Sie schaffen der Seele Waffen[50]

Das Jahr 1924 war auch die Zeit einer zunehmenden Sorge Ita Wegmans um Rudolf Steiner, dessen physischen Kräfte immer mehr schwanden. Die erhaltenen Briefe aus dem Frühjahr und Frühsommer sprechen diese Sprache und zeigen die Intensität des gegenseitigen Bezuges. Nur wenige, aber für uns zentrale Sätze aus diesen, von Emanuel Zeylmans 1990 erstmals veröffentlichten Briefen möchte ich hier zitieren:

> *Meine liebe Mysa-Ita,* herzlichsten Dank für den lieben Brief, über den ich sehr froh war. Hoffentlich ist das Befinden meiner lieben Mysa gut. Bitte nun meinetwegen keine weitere Sorge zu haben; ich werde wirklich acht geben, so gut es nur irgend geht. Bisher ließ sich alles durchstehen. Es ist ein wenig viel zu tun. Schön wäre es, wenn Mysa da wäre. Doch man muß diese Dinge eben «vernünftig» einrichten. (1.4.1924[51])

> *Mein sehr geliebter Freund und Lehrer.* (...) Dann habe ich eine grosse, grosse Bitte: es möglich zu machen, dass in der Zeit zwischen Bern und Paris keine Kurse mehr eingeschoben werden. Ich hörte gestern vom Landwirtschaftlichen Kurs, der stattfinden sollte. Wir haben doch das *Buch fertig* zu machen und dies ist nicht weniger wichtig als der landwirtschaftliche Kurs. Es beunruhigt mich dieses noch nicht fertige Buch, auf dem [das] alle Leute warten. Bitte nicht böse werden, dass ich so viele Wünsche habe. Ich fühle mich jetzt ganz vereinsamt, wäre am liebsten dem Auto nachgelaufen. Ich werde heute unseres [unser] Atelier besuchen und dort die Meditation machen, dann bin ich intensiv mit meinem so sehr geliebten Freund verbunden. Herzlichst Ihre Mysaita (8.4.1924[52])

> Ich gedenke Deiner Meditation und bin unerläßlich auf Deinen esoter. Fortschritt bedacht, liebe Mysa-Ita. (8.6.1924[53])

Basel 8/IV 24.

Mein sehr lieber Freund und Lehrer,

Eine Stunde als Sie weg waren kam Dr. Schmiedel zu mir und erzählte, dass Leinhas ihm erzählt hat, dass Palmer eine Krebsarbeit schon im Druck hat. Es ist dies ein merkwürdiges Vorgehen! Mit Umgehung der medizinischen Sektion werden Arbeiten gedrückt und ausgegeben, nachdem das klinisch-therap: Institut in Stuttgart um Anschluss an die Goetheanum Hochschule gefragt hat. Dieser Anschluss wird überall bekannt gemacht und nachher machen und arrangieren diese Ärzte alles mögliche, ohne zu fragen.

Die Krebsfrage ist zu wichtig, dass es wirklich nicht angeht, dass wir nicht gefragt werden, nicht einmal über unsere Resultaten wird gefragt. Vielleicht haben Sie Gelegenheit den Ärzten Ihren Standpunkt klar zu machen. Wie war die Reise? Es hat mir so Leid getan, dass Sie mit so vielen im Auto sassen. Das wird ermüdend gewesen sein und dann heute der Vortrag! Es wird notwendig

Brief Ita Wegmans an Rudolf Steiner, 8.4.1924, S. 1

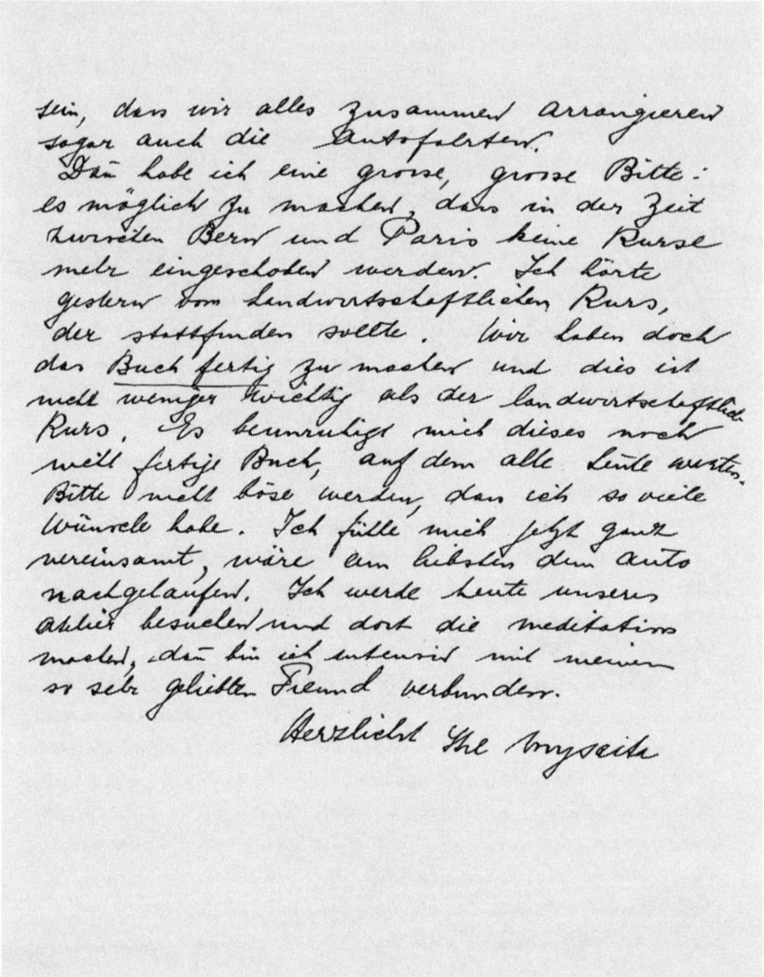
sein, dass wir alles zusammen arrangieren
sogar auch die Autofahrten.
Dann habe ich eine grosse, grosse Bitte:
es möglich zu machen, dass in der Zeit
zwischen Bern und Paris keine Kurse
mehr eingeschoben werden. Ich hörte
gestern vom landwirtschaftlichen Kurs,
der stattfinden sollte. Wir haben doch
das Buch fertig zu machen und dies ist
nicht weniger wichtig als der landwirtschaftliche
Kurs. Es beunruhigt mich dieses noch
nicht fertige Buch, auf dem alle Leute warten.
Bitte nicht böse werden, dass ich so viele
Wünsche habe. Ich fühle mich jetzt ganz
vereinsamt, wäre am liebsten dem Auto
nachgelaufen. Ich werde heute unseres
Atelier besuchen und dort die Meditation
machen, dann bin ich intensiv mit meinem
so sehr geliebten Freund verbunden.

Herzlichst Ihre [illegible]

Brief Ita Wegmans an Rudolf Steiner, 8.4.1924, S. 2

Nun kann ich heute Dir nur diese Versicherung meines Gedenkens an Dich senden und auch die, daß ich meditierend Deiner gedenke und auch hier an Deinem spirituellen Fortschritt arbeite. Du gehst als Freund mit mir in geistige Welten. (10.6.1924[54])

Allerherzlichst bin ich in Gedanken mit Dir, meine liebe Mysa-Ita, habe Dich als Seele mit mir wandelnd. Ich meditiere in Deiner Meditation mit und stütze mich auf Deine Liebe. (14.6.1924[55])

Immer scheinendes, allwaltendes Licht:
Dir vertraue ich meine Seele. –
Mein Seelenlicht webe
Im webenden Weltenlicht
Als Licht fühle ich mich,
Licht im kleinen Puncte;
Licht, das sich dehnt in grenzenlose Weiten;
Licht, das all mein Sein
Trägt in grenzenlose Weiten.
Ich fühle mich in grenzenlosen Weiten.
Reines durchscheinendes Licht bin ich,
Ich ergreife die Geisterwelt
Am Rande meiner Lichtesseele,
Ich halte die Geisterwelt
Mit meinen Lichtesarmen;
Ich fühle deine Seite,
Du willst mich nehmen
In Lichtes-Geistes-Welten.[56]

In verschiedenen Briefen, die erhalten sind, brachte Rudolf Steiner deutlich zum Ausdruck, welche Bedeutung die Anwesenheit und Mithilfe Ita Wegmans nun für sein Leben und seine Arbeit gewonnen hatte. Am 11. Juni schrieb er ihr aus Koberwitz, wo er trotz Wegmans gegenteiligem Votum den landwirtschaftlichen Kurs mit Selbstverständlichkeit abhielt:

Du wandelst an meiner Seite, wenn ich vortrage. (...) Die geistigen Mächte, deren Ausdruck die Anthroposophie ist, sehen wohlwollend, liebend, wie ich mich stütze nunmehr auf die Liebe, die ich hege zu Deiner von mir so hochgeschätzten Seele. Und die ist mir die stärkste Stütze.[57]

Diese Bedeutung Ita Wegmans für seine gesamte geisteswissenschaftliche Arbeit betonte Steiner auch in einer kurzen, aber gewichtigen Bemerkung in einem Vortrag vor Mitgliedern der anthroposophischen Gesellschaft in England; am 28. August in London – und damit genau ein Jahr nach seiner Ersterwähnung Ita Wegmans in Penmaenmawr, wiederum an Goethes Geburtstag – nannte er sie nun direkt seine *«liebe Freundin und Mitarbeiterin auf medizinischem und auf sonstigem geistesforscherischen Gebiet»*[58]. Zwei Wochen zuvor, am 14. August, hatte Steiner im englischen Torquai erstmals von der geisteswissenschaftlichen Zusammenarbeit von Lehrern und Schülern in der alten Mysterienstätte von Ephesus gesprochen; Steiner berichtete dort, wie sich in diesem Zusammenspiel die Naturerkenntnis, speziell die Erkenntnis des Pflanzenreiches, dialogisch vollzog. Nach einer ausführlichen Schilderung dieser Vorgänge sagte er zusammenfassend:

> Und so lernte in jenen alten Zeiten der Schüler von dem Lehrer, der Lehrer von dem Schüler. Denn auf der einen Seite waren die Offenbarungen geistig-seelisch, auf der anderen Seite seelisch-geistig. Und ein Gespräch, das in dieser Weise unter Menschen sich abspielte, gab in Menschengemeinschaft, in gemeinschaftlichem menschlichem Erleben die höchsten Erkenntnisse.[59]

Genau sieben Tage später, am 21. August, exakt zwischen der Ephesus-Schilderung und der Londoner Bemerkung, beschrieb Steiner dann die Voraussetzungen einer *«wirklich initiierten Medizin»* anhand des *«Zusammenarbeitens von Ita Wegman und mir»*. Der für eine solch spirituelle Medizin notwendige geisteswissenschaftliche Erkenntnisweg müsse in den *«karmischen Kräfteentwicklungen der Menschen die Stütze, die Stärke»* finden[60], Organerkenntnis sei nicht ohne vertiefte Schicksalserkenntnis erreichbar – so Rudolf Steiner.

Welch gewaltige zwölf Monate lagen hinter Ita Wegman!

Ende September 1924 war Rudolf Steiner schließlich vollständig erschöpft. Es begann die Zeit seines Krankenlagers im Holzatelier, die Zeit seiner Behandlung und Pflege durch Ita Wegman, in größter Abgeschiedenheit. Gegen Steiners Willen zog Wegman Ludwig

Noll hinzu – und leitete damit offenbar einen tiefen Versöhnungsprozeß mit Rudolf Steiner ein. Nur einmal in all den sechs Monaten war sie in ihrer Klinik – Ludwig Noll vertrat sie dort; mit Hilma Walter, die auch nachts zu Wegmans Unterstützung im Vorraum des Ateliers schlief, war sie stets in engem Austausch.

Rudolf Steiner war ein sehr kranker, in seiner Gesamtkonstitution seit längerem tief getroffener Mensch. Damals wie heute spekulierten viele Anthroposophen über die Natur dieser seiner Krankheit. Wenige, ihm aber wichtige Menschen ließ Steiner indes wissen, in welche Richtung sie zu denken hatten – diese Menschen verstanden das dann auch augenblicklich. Zu ihnen gehörte der Schotte Daniel Nicol Dunlop:

> Noch einige Wochen vor seiner letzten Krankheit sprach ich während des Sommerkurses in Torquay von meiner Besorgnis um seine physische Gesundheit zu ihm. Fest, doch mit unendlicher Freundlichkeit zog er mich beiseite und machte mich darauf aufmerksam, daß auf seinen Zustand keine gewöhnlichen Krankheitsvorstellungen angewendet werden sollten. Durch diese wenigen Worte enthüllte sich mir weit mehr, als in ihrer vordergründigen Bedeutung enthalten war.[61]

Ausführlicher äußerte sich Rudolf Steiner in einem Brief an seine Frau vom 15. Oktober 1924 – zwei Wochen nach Beginn des Krankenlagers –, in dem es erläuternd hieß:

> M. l. M., ich sagte Dir ja schon vor längerer Zeit, wie seit Januar 1923 die Verbindung der höheren Glieder meiner Wesenheit mit meinem physischen Körper nicht mehr voll war; ich verlor gewissermaßen im Leben im Geistigen den unmittelbaren Zusammenhang mit meiner physischen Organisation. Nicht mit der physischen Welt. Im Gegenteil: die gesunde Beurteilungsmöglichkeit dieser wurde immer stärker und auch umfassender. Aber gerade weil im Geistigen auch für die physische Welt so alles ohne die geringste Beirrung abging, versuchen es die Gegenmächte mit dem physischen Leib.[62]

Ein paar Tage zuvor hatte er ihr bereits in diesem Sinne geschrieben und hinzugefügt:

> Es ist alles so klar. (11.10.1924[63])

Ita Wegman war mit all ihren Kräften ganz um Rudolf Steiner bemüht, stand immer, bei Tag und Nacht, zur Verfügung, mit all ihrer kämpferischen Vitalität und durchchristeten Seelenkraft. In der Weihnachtszeit übergab ihr Rudolf Steiner den Spruch[64]:

Für Mysa
Zu Weihnacht 1924.

In des Weltalls Sternenschrift
Ist zu lesen, was uns bindet
In der Sternenschrift
Die sich offenbaret
In des Herzens Tiefen.

—

In der Seele Liebeschrift
Lebt das treue Herzensopfer
Das du mir täglich bringst
Liebeschrift wird werden
Sternenschrift in Weltalls Höhen.

—

In der Weihnachtszeit
Fühlt die Seele tief
Was im Innern lebt;
Liebe=Sterne=Dankesschrift
Reich ich dir inniglich.

—

Für Mysa
zu Weihnacht 1924.

In des Weltalls Sternenschrift
Ist zu lesen, was uns bindet
In der Sternenschrift
Die sich offenbaret
In des Herzens Tiefen.

In der Seele Liebeschrift
Lebt das treue Herzensopfer
Das du mir täglich bringst
Liebeschrift wird werden
Sternenschrift in Weltalls Höhen.

In der Weihnachtzeit
Fühlt die Seele tief
Was im Innern lebt;
Liebe= Sterne= Dankesschrift
Reich' ich dir inniglich.

In der Weihnachtszeit und am Jahresende des Jahres 1924, in dem Rudolf Steiner durch eine schwere Krise ging, waren vielen Anthroposophen – ein Jahr nach der Weihnachtstagung – nach Dornach gekommen, um wenigstens vor Ort, in der Nähe des Lehrers sein zu können, zu dem sie keinen Zutritt mehr hatten. Zu ihnen gehörte auch der mit Steiner und Wegman eng verbundene Stuttgarter Schularzt Eugen Kolisko. Er schrieb schließlich am 30. Dezember einen langen Dankesbrief ins Atelier, in dem auch die ebenso feinfühligen wie weitsichtigen Sätze standen:

> Was Frau Dr. Wegman in treuer Pflege tut, (...) wird immer als ein leuchtendes Beispiel ärztlichen Liebewirkens vor dem Arzte stehen.[65]

*

Drei Monate später, am 30. März 1925, starb Rudolf Steiner in den Morgenstunden in seinem Dornacher Atelier.

> In den letzten Tagen war eine leichte Traurigkeit über ihm. Es war mir, als ob er schwerwiegende Probleme zu lösen hätte. Die Leuchtekraft seiner Augen fand ich schwächer wie sonst, und eine große, nicht zu erklärende Sorge erfaßte mich. Physisch war der Zustand nicht schlimmer wie sonst, im Gegenteil, er war sogar besser, aber meine innere Unruhe blieb bestehen. Eine Frage diesbezüglich an ihn gerichtet, wurde mit einigen lieben Worten umgangen und gleich die Versicherung gegeben, er fühle sich wohl.
> Am Sonntagmorgen erwachte er mit Schmerzen. An diesem Morgen wurde nicht gearbeitet, zum ersten Mal. Wir sprachen eingehend über die Schmerzen, es waren keine Ursachen zur Besorgnis da. Die Schmerzen verschwanden auch im Laufe des Tages. Er war außerordentlich still und geduldig diesen Tag und gab neue Angaben für seine Behandlung. Er übergab mir auch noch an diesem Morgen ein Manuskript, das er am Tag zuvor noch mit den letzten Korrekturen versehen hatte und das unser medizinisches Buch war, an dem wir schon lange Zeit vor der Krankheit noch mit so viel Liebe und Hingabe zusammengearbeitet haben. Er hatte es sich nicht nehmen lassen, die Korrekturen noch selber persönlich zu machen, und nun liegt das Buch als Vermächtnis da, als letzte Arbeit von seiner Hand. Er war hocherfreut, als er es mir übergab. *«Bedeutsames ist in dem Buch gegeben worden»,* sagte er dabei.

Eine innige Traurigkeit überfällt mich, daran denkend, wie er die Medizin aufbauen wollte. Die ganze Merkurmysterienweisheit wollte er geben, was jetzt nur in den Anfängen hat geschehen können, und eine Reihe von Fortsetzungen hätte dem jetzt erscheinenden Buche folgen sollen, was vorgesehen war.
Um 4 Uhr nachmittags wiederholten sich die Schmerzen, meine innere Unruhe wollte nicht weichen, ich bestand darauf, Frau Dr. Steiner, die in Stuttgart weilte, zu benachrichtigen. Man teilte meine Unruhe nicht, und es war medizinisch wirklich auch kein Grund für diese Unruhe, sie war verstandesmäßig nicht berechtigt. Auch der Doktor zeigte gar nichts, was Veranlassung geben konnte zu Befürchtungen, er frug sogar, ob das Atelier nebenan bald fertig sein werde, damit er für das innere Modell des neuen Goetheanums arbeiten könne. So gingen wir in die Nacht hinein. Der Puls war etwas rascher wie sonst, aber kräftig und regelmäßig. Ich konnte mich nicht entschließen, mich hinzulegen und blieb auf und ließ das Licht brennen. Zu meinem großen Erstaunen ließ der Doktor dies zu, was ich noch nie durchsetzen konnte, wenn auch früher schon Zeiten waren, wo ich in banger Sorge um sein Leben war. Was war dies?
Auch Dr. Noll blieb im Nebenzimmer wachend. Die Vornacht ging ruhig vorüber, ich beobachtete jeden Atemzug und versenkte mich ins Gebet, dieses teure Leben zu erhalten. Da bemerkte ich um 3 Uhr morgens eine leichte Veränderung in den Atemzügen, sie wurden rascher, ich näherte mich dem Bette, er schlief nicht, schaute mich an und fragte mich, ob ich müde sei. Mit dieser Frage kam er mir zuvor, was mich unendlich rührte. Der Puls war jetzt nicht mehr so kräftig, als er gewesen war, auch viel rascher. Ich holte Dr. Noll, um zu beraten, was zu tun sei. Doktor war nicht erstaunt, ihn zu sehen so mitten in der Nacht und begrüßte ihn freundlich. *«Es geht mir gar nicht schlecht»*, sagte er, *«ich kann nur nicht schlafen.»* So machten wir das Licht aus. Aber um 4 Uhr rief er mich, weil die Schmerzen wiederkamen. *«Und sobald es Tag wird, wollen wir die Behandlung fortsetzen, die ich angegeben habe»*, sagte er. Er wollte uns Ruhe gönnen, und mit diesem Satz gab er wieder den Beweis, daß er immer an Andere dachte und niemals an sich selbst. Wir warteten natürlich nicht auf den Tag und machten das, was notwendig war. Aber da veränderte sich bald die Situation, der Puls wurde schlechter, die Atemzüge rascher. Und wir mußten es erleben, daß dieses Leben allmählich verlöschte, und unser Führer, Lehrer und Freund von dem physischen Plan scheiden ging.
Das Weggehen war wie ein Wunder. Als ob es sich von selbst verstände, ging er. Es war mir, wie wenn im letzten Augenblick die Würfel der Entscheidung fielen. Und als sie gefallen waren, war kein Kampf, kein Ver-

such mehr da, auf der Erde bleiben zu wollen. Er schaute einige Zeit ruhig vor sich hin, sagte noch ein paar liebe Worte zu mir und schloß mit Bewußtsein die Augen und faltete die Hände.[66]

*

Bereits kurze Zeit nach Rudolf Steiners Tod nahm Ita Wegman ihre gesamte Arbeit als Ärztin und Sektionsleiterin wieder auf und versuchte, sie in der Intention und in der fortwirkenden Verbundenheit mit Rudolf Steiner weiterzuführen. Denn dieses war sein Vermächtnis und sein ausdrücklicher Wille:

Der Seele Früchte
Sie reifen mir
Wenn Erdgesichte
Im Geiste dir
Ich senden kann

Mir scheinet dann
Vergangnes Sein
Im Feuer sich
Beglückend
In Form zu prägen
Die mich im Geisterhaus
Umkleidet

So nimm die Seelenhand
Es reicht sie dir
Mein Ich, das dein.
Und wirke, was mir lieb.

Es wird gewirket sein
Wie wenn mein eigen Selbst
Die Feder hätt geführt.[67]

18

(H)

Der Seele Früchte

Sie reifen mir

Wenn Erdgesichte

Im Geiste dir

~~Sich geben~~

Ich senden kann

Mir scheinet dann

Vergangnes Sein

Im Feuer sich

Beglückend

in Form zu prägen

die mich im Geisterhaus

Umkleidet

(H) 19

So nimm die Seelenhand
Es reicht sie dir
Und wirke, was mir lieb

Mein Ich, das dein

Es wird gewirket sein

Wie wenn mein eigen Selbst

Die Feder hält geführt. =

Anmerkungen

1 Unveröffentlichtes Manuskript, 2.5.1994.

2 Brief an Fried Geuter, 18.12.1933. Zit. n. Emanuel Zeylmans van Emmichoven: *Wer war Ita Wegman. Eine Dokumentation.* Band 2. Dornach [2]2000, S. 192.

3 Die Niederschrift erfolgte in engster Anlehnung an das Vortragsmanuskript. Die Zitate wurden alle nachgewiesen, auf jegliche weitergehende Kommentierung aber verzichtet.

4 Vgl. Emanuel Zeylmans van Emmichoven: *Wer war Ita Wegman. Eine Dokumentation.* 3 Bände. Dornach [2]2000. Der 1. Band dieser epochalen, 1258 Seiten umfassenden «Dokumentation» beleuchtet die Jahre 1876–1925, bis zum Tod Rudolf Steiners. Band 2 untersucht Wegmans Leben und Wirken bis 1943, der 3. Band («Kämpfe und Konflikte, 1924–1935») ihren Ausschluß aus dem Vorstand der Anthroposophischen Gesellschaft und von der Leitung der Medizinischen Sektion am Goetheanum. Ein 4., kommentierter Studienband mit sämtlichen Gedichten, Sprüchen und meditativen Übungen von Rudolf Steiner für Ita Wegman wird gegenwärtig von Emanuel Zeylmans vorbereitet. Im Rahmen einer Schriftenreihe des Ita Wegman-Archivs sind darüber hinaus unter anderem Editionen mit ausgewählten Korrespondenzen geplant.

5 Vgl. Peter F. Matthiessen, Bernd Roßlenbroich, Sören Schmidt: *Unkonventionelle medizinische Richtungen. Bestandsaufnahme zur Forschungssituation.* Bonn 1992.

6 Rudolf Steiner: *Meditative Betrachtungen und Anleitungen zu einer Vertiefung der Heilkunst.* GA 316. Dornach [3]1987, S. 204.

7 Ita Wegman: *An die Freunde.* Arlesheim [3]1986, S. 54.

8 Ita Wegman an Rudolf Steiner, November 1906. Rudolf Steiner Nachlaßverwaltung.

9 Zit. n. Emanuel Zeylmans van Emmichoven: *Wer war Ita Wegman. Eine Dokumentation.* Band 1. Dornach [2]2000, S. 296; Hervorhebung v. V.

10 Ebd., S. 207.

11 Rudolf Steiner: *Briefe II.* GA 39. Dornach [1]1953, S. 270.

12 Rudolf Steiner: *Das Prinzip der spirituellen Ökonomie in Zusammenhang mit Wiederverkörperungsfragen.* GA 109/111. Dornach [1]1965, S. 160.

13 Rudolf Steiner: *Wege und Ziele des geistigen Menschen.* GA 125. Dornach [1]1974, S. 89.

14 Rudolf Steiner: *Die spirituellen Hintergründe der äußeren Welt.* GA 177. Dornach [3]1992, S. 176f.

15 Rudolf Steiner: *Die Verbindung zwischen Lebenden und Toten.* GA 168. Dornach [4]1995, S. 164f.
16 Ebd., S. 202.
17 Zit. n. Emanuel Zeylmans van Emmichoven, a.a.O., S. 72. Hervorhebung v. V.
18 Ebd., S. 74.
19 Ebd., S. 81.
20 Ebd., S. 83.
21 Der Sehnsuchts-Begriff (griech. *pothos*) spielt interessanterweise in der Biographieschreibung Alexander des Großen eine zentrale Rolle, bis in die moderne Forschung hinein. Von Aristoteles erhielt sich ein Gedicht, in dem die Orientierung des im großen Sinne handelnden Menschen als *Sehnsucht* bezeichnet wird – und über seinen Schüler Alexander heißt es in einer neueren wissenschaftlichen Studie: «Schon seinen Zeitgenossen, auch solchen, die ihn so gut kannten wie der Kreter Nearchos, war seine Person oft ein Rätsel. Was sie an ihm und seinen Entschlüssen und Handlungen nicht nachvollziehen konnten, deuteten sie als Folge seines *pothos*, einer Sehnsucht, eines irrationalen Impulses, der eine starke, aber letztlich nicht erklärbare Kraftquelle war, nicht zugänglich seinen nächsten Freunden und wohl auch nicht ihm selber. Man wird solche Hinweise sehr ernst nehmen müssen (...).» (Hans-Joachim Gehrke: *Alexander der Große.* München 1996, S. 98.)
22 Zit. n. Emanuel Zeylmans van Emmichoven, a.a.O., S. 290ff.
23 Ebd., S. 86.
24 Ebd., S. 305.
25 Ebd., S. 292.
26 Karl König: *Der Kreis der zwölf Sinne und die sieben Lebensprozesse.* Stuttgart 1999, S. 107f.
27 Liane Collot d'Herbois: *Im Tun neigen sich die Götter. Persönliche Erinnerungen an Ita Wegman.* In: Mitteilungen aus der anthroposophischen Arbeit in Deutschland. Heft 171/1990, S. 32.
28 Madeleine van Deventer: *Ita Wegmans Wirken als Arzt.* Zit. n. Emanuel Zeylmans van Emmichoven, a.a.O., S. 337.
29 Rudolf Steiner Nachlaßverwaltung, Brief-Archiv.
30 Ita Wegman-Archiv.
31 Zit. n. Emanuel Zeylmans van Emmichoven, S. 126.
32 Ebd., S. 124.
33 Zit. n. Christoph Lindenberg: *Rudolf Steiner. Eine Chronik. 1861–1925.* Stuttgart 1988, S. 499.
34 Rudolf Steiner: *Anthroposophische Menschenerkenntnis und Medizin.* GA 319. Dornach [2]1982, S. 29.
35 Vgl. Ita Wegman, *An die Freunde,* S. 51ff.

36 Ebd., S. 154.
37 Zit. n. Emanuel Zeylmans van Emmichoven, a.a.O., S. 319.
38 Rudolf Steiner: *Wahrspruchworte.* GA 40. Dornach ^{8}1998, S. 340.
39 Ita Wegman, a.a.O., S. 126f. («Der erste Schritt zur Bildung der medizinischen Sektion wurde in London, im August 1923, gemacht.»)
40 Rudolf Steiner Nachlaßverwaltung, Brief-Archiv.
41 Ebd.
42 Zit. n. Margarete Kirchner-Bockholt und Erich Kirchner-Bockholt: *Die Menschheitsaufgabe Rudolf Steiners und Ita Wegman.* Dornach ^{2}1981, S. 99 (Faksimile der Handschrift). Transkription ebenfalls in: Rudolf Steiner: *Mantrische Sprüche. Seelenübungen II.* GA 269. Dornach 1999, S. 97.
43 Rudolf Steiner: *Die Weihnachtstagung zur Begründung der Allgemeinen Anthroposophischen Gesellschaft.* GA 260. Dornach ^{5}1995, S. 57.
44 Überliefert durch Cor Rens-Portielje (Bericht von Emanuel Zeylmans van Emmichoven).
45 Ita Wegman-Archiv.
46 Ebd.
47 Ebd.
48 Zit. n. Margarete Kirchner-Bockholt und Erich Kirchner-Bockholt, a.a.O., S. 38. «Der Name ‹Mysa› bezeichnet eine Mysterienpriesterin des Artemistempels in Ephesos im fünften vorchristlichen Jahrhundert.» (Emanuel Zeylmans van Emmichoven, a.a.O., S. 201.)
49 Zit. n. Emanuel Zeylmans van Emmichoven, a.a.O., Abb. 23 (Photographie Rudolf Steiners mit handgeschriebenem Spruch).
50 Ebd., S. 241.
51 Ebd., S. 200.
52 Ebd., S. 201.
53 Ebd., S. 204.
54 Ebd., S. 205.
55 Ebd., S. 209.
56 Ita Wegman-Archiv.
57 Emanuel Zeylmans van Emmichoven, a.a.O., S. 207.
58 GA 319, S. 220.
59 Rudolf Steiner: *Das Initiatenbewußtsein.* GA 243. Dornach ^{4}1983, S. 89.
60 Ebd., S. 216.
61 Zit. n. Thomas Meyer: *D.N. Dunlop. Ein Zeit- und Lebensbild.* Basel ^{2}1996, S. 195.
62 Rudolf Steiner/Marie Steiner-von Sivers: *Briefwechsel 1901–1925.* Dornach 1967, S. 242.
63 Ebd., S. 239.
64 Ita Wegman-Archiv.

65 Brief-Archiv der Rudolf Steiner Nachlaßverwaltung.
66 Ita Wegman, a.a.O., S. 6ff.
67 Ita Wegman-Archiv.

2.
«Diese Inseln immer besser und besser aufzubauen, ist mein Bestreben»

Ita Wegman und die Heilpädagogen

Mit der Aufnahme der kriegsgeschädigten
Kinder werden wir gar nicht unsere Aufgabe in
der Heilpädagogik verlieren, im Gegenteil,
sie ist gerade aktuell darin begründet,
und wenn man das nicht einsieht, geht man nicht
mit in dem großen Schritte der Zeit.
Sie können versichert sein, daß ich den kleinen
Schritt nicht mitmache,
sondern beim großen Schritt bleiben will.

(20.8.1942)

Am Samstag, den 22. März 1925, erschien im Nachrichtenblatt der Wochenschrift «Das Goetheanum» eine Anzeige, die auf die Existenz eines neuen «Heil- und Erziehungsinstitutes für Seelenpflege-bedürftige Kinder» in Jena-Lichtenhain aufmerksam machte. Drei ganz junge Menschen hatten dieses «Institut» mit größter Begeisterung, ohne finanzielle Grundlage, aber mit absolutem Vertrauen zu Rudolf Steiner und der Anthroposophie gegründet; sie hatten ein Gebäude gepachtet, mit dem Nötigsten versehen und die ersten dieser Schicksals-Kinder aufgenommen, die ihre Hilfe brauchten.

Ich brauche nicht viel darüber zu sprechen, welch ungeheurer Schlag das war, als kaum acht Tage später die Todesnachricht aus Dornach bei uns eintraf. Es war nicht selbstverständlich, daß das nach diesem Blitzschlag so weiterging. Gewiß hatten wir ein halbes Jahr von Jena her gebangt um das teure Leben und wußten, daß Ita Wegman zusammen mit Dr. Noll den äußersten Einsatz und die allergrößte Hingabe der Heilerkräfte vollzieht, um für die Menschheit das Weiterwirken Rudolf Steiners auf dem physischen Plan zu ermöglichen. Ein halbes Jahr hindurch waren unsere Gedanken und Empfindungen hierher gegangen. Und nun dieser Schlag in den allerersten Anfang hinein! Wir hatten damals Besuch vom Vater eines unserer Mitarbeiter, der nicht in unseren Zusammenhängen drin stand. Er war selbstverständlich davon überzeugt, daß dieses Unternehmen der jungen Leute damit zu Ende ist.

Daß es nicht zu Ende ging, ist Ita Wegman zu danken. (...) Schon zu Pfingsten in demselben Jahr fand in Dornach eine große gewaltige Pfingsttagung statt, durch und durch impulsiert von Ita Wegman im Verein mit den weiteren Vorstandsfreunden. Auf dieser Pfingsttagung vollzog sich weiteres Wesentliches für die heilpädagogische Arbeit. Wir konnten Ita Wegman davon berichten, wie es bei uns ausschaute. Sie nahm das alles mit tiefstem Interesse auf, so daß in ihren jugendlichen Besuchern ganz deutlich konkret in Seelentiefen der Eindruck entstand: *da ist jetzt eine Kraft Rudolf Steiners in und durch Ita Wegman tätig.* Das war ahnend wahrzunehmen. Für den inneren Aufbau des heilpädagogischen Institutes wurde dann sehr wesentlich, daß Ita Wegman den Kultus der Sonntagshandlung vermittelte, die bis dahin fast nur an der Stuttgarter Schule gehalten wurde. Das wurde in jenem Augenblick, wo nun dieser neue Wirkensabschnitt ohne physische Anwesenheit Rudolf Steiners vor uns stand, durch Ita Wegman inauguriert. Ich brauche Ihnen, liebe Freunde, die Sie in der Arbeit darinnen stehen, ja nichts weiter zu sagen, welche Segenskraft es für jetzt und insbesondere auch für die Zukunft bedeutet, daß unsere Seelenpflege-bedürftigen Kinder durch diesen Kultus in den Tiefen ihres Wesens angesprochen und mit dem großen Weltenheiler verbunden werden. Das weitere war dann bald anschließend ein Besuch Ita Wegmans auf dem Lauenstein für mehrere Tage, wo sie intensiv sich mit dem Krankheitsschicksal der Kinder verband und ihre Ratschläge gab, die Menschen beflügelte, befeuerte und bestärkte in ihrem Tun, in Treue zu Rudolf Steiner unbeirrt die Arbeit in die Zukunft hinein weiterzutragen. (Siegfried Pickert[1])

Wir wollen uns heute, am 17.9.2001, ganz und gar auf Ita Wegman und die anthroposophische Heilpädagogik besinnen, in der *Mitte* dieser drei Vorträge. Dies mag manchen der Anwesenden überraschen, aber wir haben gute Gründe, dies in aller Ausführlichkeit zu tun. Denn in gewisser Hinsicht war die heilpädagogische Bewegung zu Lebzeiten Ita Wegmans das soziale Zentrum, geradezu das *Herz* ihrer «Medizinischen Sektion». Der Einsatz für Kinder, die auf ihrem Inkarnationsweg sich mit schweren und schwersten Hindernissen auseinandersetzen müssen, diesen Einsatz zu leisten, aufgrund eines spirituellen Menschenverständnisses, einer realen Anschauung der jeweiligen Inkarnation in ihrem schicksalhaften Gesamtzusammenhang, ihn in einer Gruppe von Menschen gemeinsam und mit christlich-religiöser Grundgesinnung zu vollbringen – dies war im Sinne Ita Wegmans ganz wesentlich anthroposophische Medizin. Dieser heilpädagogische Einsatz verlangte die Auferbietung aller Kräfte, auch die des Mutes – *«Michael kann nicht erreicht werden in passiver Andacht oder in gebetsmäßiger*

Stimmung, sondern man erreicht ihn durch ein aktives Sich-Hineinstellen in das Geistige» (Ita Wegman[2]). Er vollzog sich in einer Zeit, die das bloße Existenzrecht dieser Kinder bereits in Frage stellte und die Möglichkeit und Sinnhaftigkeit einer heilpädagogischen Förderung bald radikal verneinte. Vor diesem Hintergrund gibt es auch bis heute hochaktuelle Gründe, das michaelische Vorgehen Ita Wegmans im Kampf um die Heilpädagogik und damit um die Schicksalsdimension menschlichen Daseins wahrzunehmen, besser: in die eigene Herzens- und Willenssphäre mitaufzunehmen, denn die «bioethischen» und gentechnologischen Denk- und Handlungsweisen unserer Gegenwart sind ebenso reale Mächte wie jene Todesbewegung der Nationalsozialisten, die 70 000 behinderten Menschen das Leben nahm.

Heute morgen aber wurde im Rundfunk mitgeteilt, ein Mensch sei in den Abendstunden des gestrigen Tages in Palästina zu Tode gekommen, erschossen worden; ein taubstummer und geistig behinderter Mensch, der seines Weges ging, auf den Zuruf eines Polizisten nicht stehenbleiben konnte und so den tödlichen Wirren um Israel zum Opfer fiel. Es muß ungefähr in jenen Abendstunden gewesen sein, in denen vor 2000 Jahren auf eben demselben Landstrich der Christus Jesus den Bewegungslosen, den Tauben und Stummen, den Kranken und «Behinderten» aufgeholfen hat. Auf jener Palästina-Erde, die auch Ita Wegman 1934 aufsuchte, als sie, nach all den nationalsozialistischen Vorgängen und den Katastrophen in Dornach, schwer erkrankt und dem Tode nahe gekommen war. Sie aber suchte und fand Zukunftskräfte.

«Da ist jetzt eine Kraft Rudolf Steiners in und durch Ita Wegman tätig» – dieses Pfingsterlebnis hatten Siegfried Pickert, Franz Löffler und Albrecht Strohschein wenige Wochen nach dem Tod Rudolf Steiners. Es gab ihnen die Kraft, ein Werk aufbauend weiterzuführen, das im Spätsommer 1923 seinen ersten Anfang genommen hatte. Damals war mit Sandroe Staughton das erste seelenpflegebedürftige Kind in die Behandlung Rudolf Steiners und Ita Wegmans gekommen; damals, im englischen Ilkley, hatte Rudolf Steiner per Telegramm auch *dem* Kind seinen Namen ge-

sandt («Mit herzlichem Gedenken an Willfried Immanuel»), das trotz intensivster Therapie später an seiner Hydrozephalie in Arlesheim versterben sollte; damals, zeitgleich, hatten Franz Löffler und Siegfried Pickert ihre heilpädagogische Mitarbeit in Johannes Trüpers Erziehungsheim und Jugendsanatorium «Sophienhöhe» in Jena begonnen …

Am Nachmittag jenes 3. September 1923, an dem der zweite Londoner Ärztevortrag stattfand, war Rudolf Steiner in die Erziehungs- und Pflegeeinrichtung Margaret Macmillans in Deptford gegangen, in die elendeste Hafengegend im Londoner East-end:

> 300 Kinder aus den allerärmsten Bevölkerungsklassen im Alter von zwei bis zu zwölf Jahren hat da Macmillan in eine wunderbare Pflege genommen. Eine selten hingebungsvolle, sicher zugreifende, umsichtige Schar von Erziehern wirkt um Macmillan herum. Die Kinder werden in diese Anstalt in völlig verwahrlostem Zustande gebracht, buchstäblich aus dem Schmutze gezogen. Rachitisch, tuberkulös, mit noch viel Schlimmerem behaftet, seelisch stumpf, geistig schlafend empfängt diese Anstalt die zu Erziehenden. Und man sieht, nachdem die Pflege gewirkt, geistig regsame, seelisch glückliche, gesundende, sittsame junge Menschenwesen in den einzelnen Klassen. – Es ist ebenso befriedigend, diese Kinder spielen, wie lernen, wie essen, und nach dem Essen ruhen zu sehen … Reizvoll spielten [sie] Szenen aus Shakespeares Sommernachtstraum. Ganz Seele, ganz dramatischer Ausdruck waren diese kleinen Darsteller. – Anstoßend an diese Pflegeanstalt ist ein anderes Haus. Eine Heilstätte für die Kinder der Ärmsten. Macmillan ist hier die Vorsteherin. 6000 Kinder gehen im Jahr durch diese Heilstätte durch. – Es schwebt eine edle Weihe über diesem Ganzen. Margaret Macmillan hat im Jahre 1917 ihre von ihr innig geliebte Schwester verloren. Die Pflegestätte ist nunmehr deren Andenken geweiht … Und man begegnet Rahel Macmillans Geist in allen Räumen.[3]

Steiners Bericht wirkt wie eine Aufforderung zur sozialen, spirituell getragenen Handlung; seine Betroffenheit von dieser esoterisch fundierten Heilstätte für benachteiligte Kinder ist in jedem Wort des kleinen Aufsatzes zu spüren.

Alle diese Vorgänge hatten sich im August und September 1923 abgespielt, in den Tagen nach Penmaenmawr. Betrachtet man die Geschehnisse im geschichtlichen Rückblick, so kommt eine Gesamtkonstellation zum Vorschein, in die alles einbezogen war – das Auftauchen der bedürftigen Kinder, die jungen, sich übenden Helfer, Ita Wegmans Schicksalserkenntnis, schließlich Rudolf Steiner selbst. Wenige Monate später fanden sich Pickert, Löffler und Strohschein auf der Suche nach Hilfestellungen bei der Weihnachtstagung ein, erlebten die Gründung der Medizinischen Sektion mit und wurden zur Überraschung aller, auch Ita Wegmans, von Rudolf Steiner in den streng geschlossenen Kurs für Medizinstudenten eingeladen. Bereits im Mai sollte es ihnen dann gelingen, den «Lauenstein» in Jena zu pachten, und zum Pfingstfest, in der Zeit des intensiven Koberwitzer Briefwechsels Rudolf Steiners mit Ita Wegman, schrieben sie an Steiner:

> Sehr verehrter, lieber Herr Doktor! Wir sind mit den Vorarbeiten und Einrichtungsarbeiten auf dem Lauenstein so weit, daß es äußerlich möglich ist, daß wir in einer Woche Ihren Besuch hier haben dürfen. Aus den Besprechungen, die wir mit Ihnen haben durften, haben wir die vertrauensvolle Hoffnung, daß die geistige Welt uns dieses Geschenk und diese Hilfe bescheren will. Ihr Besuch wird uns die geistige Grundsteinlegung sein. Unsere Bitte ist es, daß dieser unser Herzenswunsch in Erfüllung gehe. (9.6.1924[4])

Bereits acht Tage nach Absendung dieses Briefes traf Rudolf Steiner um Mitternacht mit dem Zug in Jena ein, besprach am Folgetag alle Kinder detailliert unter diagnostischen und therapeutischen Gesichtspunkten und beriet die jungen Heilpädagogen in allen Einzelheiten (in Steiners bescheidener Diktion: *«Ich konnte die Sache etwas inaugurieren (...).»*[5]) Eine Woche später und damit nur wenige Monate vor Ausbruch des Krankenlagers konnte dann bereits der «Heilpädagogische Kurs» in Dornach stattfinden, zu dem auch einige Ärzte eingeladen waren. Unter ihnen befand sich auch der Stuttgarter Schularzt Eugen Kolisko, der drei Tage vor Rudolf Steiners Lauenstein-Besuch an Ita Wegman geschrieben hatte:

> Ich freue mich außerordentlich auf den heilpädagogischen Kurs, der für mich sicher eine ganz neue Epoche meines Wirkens wird bedeuten können. Sie haben ja wohl letzthin an der Schule bei den medizinischen Kinderbesprechungen empfunden, wie sehr die Kinderbehandlung in

der Schule das braucht. Mit Hilfe dieses Kurses und wenn Herr Doktor Steiner und Sie mich weiter unterstützen, muß etwas daraus werden können, was der medizinischen Sektion Freude machen kann. Glauben Sie nicht? (15.6.1924[6])

Es wurde etwas daraus, was der Medizinischen Sektion – aber nicht nur ihr – «*Freude*» machte. In seiner allerletzten Arbeitszeit konnte Rudolf Steiner noch eine therapeutische Strömung forciert in Gang bringen, die schon bald erste Erfolge erzielte – die Kinder kamen voran, Heilungsprozesse begannen. In seinem Brief vom 30. Dezember 1924 an das Krankenbett, drei Monate vor Steiners Tod, berichtete wiederum Kolisko; er beschrieb Steiner das Fortkommen seiner Stuttgarter Sorgenkinder in der Schule, dann die heilpädagogischen Schützlinge in Jena, und sagte dabei:

Auch auf dem Lauenstein war es eine rechte Freude! Der kleine Junge (...) aus Stuttgart, der doch noch vor kurzem kaum auf Licht reagierte, läuft jetzt schon lustig um den Tisch und freut sich, wenn man ihm eine Lampe zeigt wie ein Schneekönig. Das ist doch herrlich! Und so ist auch Kurt (...) viel besser und viele andere, auch manche Epileptiker. Ein Besuch von Ihnen, lieber Herr Doktor, hat dort unendliches Gutes gestiftet und so sehnen sich alle dort danach, Sie wieder einmal dort zu begrüßen, wenn Sie gesund sind. Wenn es auch besser mit den Kindern ist, jeder weiß, was nur ein Wort von Ihnen wieder jedem Kind weiterhelfen kann.[7]

*

Wenn wir uns heute bemühen wollen, Ita Wegmans Wirken für die heilpädagogischen Kinder in der Fortführung der Intentionen Rudolf Steiners tiefer zu verstehen, so sollten wir nicht übersehen, in welche zeitgeschichtliche Situation und Atmosphäre die spirituelle Initiative des Heilpädagogischen Kurses hineinwirkte. Erst ein solches berücksichtigendes Verständnis der dramatischen Umgebungsbedingungen, der zunehmenden Finsternis im Umgang mit den seelenpflegebedürftigen Kindern – bis hin zu deren Ermordung – ist dazu angetan, ein wirkliches Gefühl für das Wirksamwerden der Anthroposophie im 20. Jahrhundert und damit auch für die Weltstellung Rudolf Steiners und Ita Wegmans entstehen zu lassen. Denn nicht erst die Nationalsozialisten brachten eine unheilvolle Entwicklung mit sich – sie waren vielmehr deren kulminierender Ausdruck. Bereits jenes 19. Jahrhundert, in dessen zweiter Hälfte Rudolf Steiner geboren wurde, drängte die entwicklungsverzögerten Kinder zunehmend an den Rand, erklärte sie zu «minderwertigen» Funktionselementen einer sich ökonomisierenden und technisierenden Gesellschaft, wobei seit Griesingers exemplarischem Diktum «Geisteskrankheiten sind Gehirnkrankheiten» (1845) alle menschlichen Schwierigkeiten im Zentralnervensystem lokalisiert wurden. 1895, in dem Jahr, als Rudolf Steiner von Weimar in die Metropole Berlin überwechselte, begann August Forel seine Sterilisierungen in «sozial-eugenischer Absicht», prägte Ploetz den Begriff der «Rassenhygiene» und sprach von der möglichen oder nötigen Tötung mißgebildeter Kinder. Der Sozialdarwinismus wurde zur bestimmenden Denkweise – nachhaltige Plädoyers für das Recht auf Selbsttötung und auf Mithilfe zur Selbsttötung anderer wurden publiziert, so Josts berühmtes Buch über «das Recht auf den Tod». 1913, in dem Jahr der Grundsteinlegung des ersten Goetheanums und der Vorträge über das 5. Evangelium, schrieb dann Forel: «Wir bezwecken keineswegs, eine neue menschliche Rasse, einen Übermenschen zu schaffen, sondern nur die defekten Untermenschen allmählich (...) durch willkürliche Sterilität der Träger schlechter Keime zu beseitigen, und dafür bessere, sozialere, gesündere und glücklichere Menschen zu einer immer größeren Vermehrung zu veranlassen.»[8] Am Tag nach der Beendigung des ersten anthroposophischen Ärztekurses, am 10. April 1920, verfaßte der Psychiater Hoche im nahegelegenen Freiburg sein Vorwort für das gemeinsam mit dem Staatsrechtler Karl Binding herausgegebene Buch «Die Freigabe der Vernichtung lebensunwerten Lebens» – 1924 schließlich, in Steiners dichtem letztem Vortragsjahr, im Jahr der schicksalserhellenden Karmakurse, der «Jungmedizinerkurse» mit ihrer Betonung des christlichen Heilerwillens, und des «Heilpädagogischen Kurses», der der unbedingten Förderung des «behinderten» Kindes gewidmet war, publizierte Forel in Leipzig ein ungemein zynisches Buch mit dem bezeichnenden Titel «Der Weg zur Kultur», in dem es unter anderem hieß: «Durch Recht und Religion beherrscht und die soziale Hygiene vernachlässigend, verlangt die Medizin von den Ärzten, daß sie selbst das elendste Geschöpf so lange am Leben erhalten, als nur möglich. Für einen Geburtshelfer ist es ein Triumph, die Geburt selbst der traurigsten Wesen zu ermöglichen und sie am Leben zu erhalten. Als Ärzte haben wir leider die Pflicht, das Leben der Idioten, der Entarteten, der geborenen Verbrecher und der Irrsinnigen so lange wie möglich zu erhalten; wir sind sogar verpflichtet, viele derselben, die sich selbst töten möchten, daran zu hindern.»[9]

Wir sollten es hier bei diesen Andeutungen belassen; zumindest ahnbar wird durch sie, wohin das wissenschaftliche und soziale Denken bereits in diesen Jahrzehnten trieb und in welchem Ausmaß Rudolf Steiners Anthroposophie einen existentiellen Gegenwurf bildete, eine große michaelische Initiative zur Rettung der Gesamtzivilisation – und ganz vordringlich: zur Rettung der behinderten Kinder, zum Schutz und zur Förderung ihres Schicksalsweges. Deutlich wird durch diese Andeutungen vielleicht auch, in welcher, fast als verloren zu bezeichnenden Situation sich die drei jungen anthroposophischen Heilpädagogen in Jena nach dem Tode Rudolf Steiners Ende März 1925 befanden. In Steiners Geburtsjahr 1861 war bei Wien von Georgens und Deinhard der Begriff der «Heilpädagogik» geprägt worden, Steiner allein aber hatte ihm in seinem letzten Lebensjahr den eigentlichen Inhalt gegeben – die abschließenden Worte seines heilpädagogischen Kurses lauteten: *«Das zur Kraft, zur Steuer und zum guten Wirken Ihres Willens, meine lieben Freunde!»*[10] Nun war Rudolf Steiner verstorben – ratlos, ja fast hoffnungslos war die Lage von Albrecht Strohschein, Franz Löffler und Siegfried Pickert im Frühjahr des Jahres 1925. Dann aber trafen sie in der Pfingstzeit auf Ita Wegman und realisierten rein aus der jugendlichen Empfindung heraus ein tiefes spirituelles Geheimnis *(«Da ist jetzt eine Kraft Rudolf Steiners in und durch Ita Wegman tätig»)*, das niemandem bis dahin bekannt war:

Der Seele Früchte
Sie reifen mir
Wenn Erdgesichte
Im Geiste dir
Ich senden kann

Mir scheinet dann
Vergangnes Sein
Im Feuer sich
Beglückend
In Form zu prägen
Die mich im Geisterhaus
Umkleidet

So nimm die Seelenhand
Es reicht sie dir
Mein Ich, das dein.
Und wirke, was mir lieb.

Es wird gewirket sein
Wie wenn mein eigen Selbst
Die Feder hätt geführt[11]

*

Es war dies, im Frühjahr 1925 und in den Jahren danach, für Ita Wegman keine einfache Lage – sie mußte und wollte die anthroposophische Heilpädagogik auf- und ausbauen, obwohl die Entwicklungsbedingungen alles andere als günstig waren und fast allem irgend etwas im Wege stand. So konnte sie auf nur wenige, unerfahrene und unausgebildete, zudem ausgesprochen eigenwillige Menschen zählen; die finanzielle Lage war ebenso desolat wie die politischen und gesamtökonomischen Rahmenbedingungen – und die zur Betreuung kommenden Kinder hatten in ihren Entwicklungsverläufen allerschwerste Einschränkungen, waren in gravierender Weise «konstitutionell krank» (Rudolf Steiner), litten unter häufigen epileptischen Anfällen, sprachen nicht, tobten umher, zerstörten Mobiliar, wurden plötzlich sehr leidend.

Wenn wir uns bemühen, Wegmans Aufgaben und Aktivitäten in dieser Situation zu überschauen, so wird uns deren ungeheure Vielfalt deutlich. Wegman war für viele der jungen Menschen im Sinne Siegfried Pickerts der orientierende, haltgebende Mensch – bei ihr bekam man persönlichen Rat, Ermutigung und Förderung, auch Kritik. Sie wurde gefragt, wenn Ehen geschlossen oder Beziehungen schwierig wurden, überhaupt, wenn menschliche Krisen auftraten. Diese aber waren häufig, was nicht verwundert, wenn man bedenkt, daß es sich bei den jungen Heilpädagogen um stets völlig überarbeitete Menschen handelte, die in größter räumlicher Enge bedingungslos zusammenarbeiten mußten; auch, wenn man berücksichtigt, daß zunehmend mitarbeitende Menschen hinzukamen, die sich selbst in Schwierigkeiten befanden, seelisch labil und haltsuchend waren. Dabei versuchte Wegman immer, ein professionelles Niveau der Arbeit zu schaffen beziehungsweise dort, wo es bereits vorhanden war, aufrechtzuerhalten. Sie hatte die Verantwortung für die Ausbildungsfrage und tat alles, damit Kurse zustande kamen und die schwer abkömmlichen Teilnehmer aus den Heimen kommen konnten. Sie versorgte die einzelnen Orte immer wieder mit Hilfskräften aus Arlesheim und bemühte sich nach Kräften, die ärztliche Betreuung der Institute zu gewährleisten. Dabei war ihre permanente Sorge, daß die Spiritualität dieser esoterischen Bewegung gewahrt und von den Menschen gepflegt wurde, auch, daß diese sich weiterhin im Sinne einer einheitlichen Aufgabe verbunden erlebten. In dieser Gesamtsituation traf Wegman viele der zentralen Entscheidungen über mögliche Ausbreitungen, später auch über den Schutz der Kinder und Mitarbeiter in zunehmend gefährlichen Zeiten. Und nicht zuletzt: Ita Wegman war es, bei der schließlich alle finanziellen Sorgen mündeten, spätestens dann, wenn diese ein existenzbedrohendes Ausmaß angenommen hatten und die Schließung der Institute drohte. Sie half, wo sie konnte, zugleich aber schrieb sie einmal in einem Brief an Madeleine van Deventer:

> Jeder denkt in seinem Herzen: «Frau Dr. Wegman wird doch das Geld (...) zusammenbringen», und weil diese Gesinnung ist, werden die Lösungen nicht kommen. So sieht es aus. Und in mir klingt die Stimme so: Weil man dasjenige, was ich spirituell zu geben habe, weniger schätzt als die materielle Stütze, so fühle ich mich auch gelähmt. Ich weiß gar nicht, wie es weiter gehen kann, ich fühle auch, daß ich so nicht weiter leben kann unter euch. Solange man noch nicht klar erkannt hat, daß eine materielle Stütze nur entstehen kann durch eine Besiegung von Ahriman oder durch eine Verbindung mit ihm, so daß hinter dem Gelde auch Spiritualität stecken kann, so lange dies nicht erkannt wird und jede Hilfe immer nur als selbstverständlich angenommen wird, so lange werden wir an Lähmungen leiden. (9.5.1933)[12]

«Ich fühle auch, daß ich so nicht weiter leben kann unter euch.» Trotz all ihrer äußeren Aufgaben und unternehmerischen Talente war Ita Wegman ein durch und durch spiritueller Mensch; ihr «Wesen» war von hoher Geistigkeit. Sie wußte um die Kräfte, die in ihr lebten und denen gegenüber sie verpflichtet war. Andere Menschen nahmen diese oft nicht oder nur in Abschwächung wahr, und Wegman schwieg sich über vieles aus, behielt es im Schrein ihres Herzens. Gleichwohl kam manches doch auch immer wieder zum Vorschein und wurde wirksam – nicht zum wenigsten bei den heilpädagogischen Kindern, die Wegman deutlich «erkannten»:

> In ihr lebte in seltener Unmittelbarkeit eine Größe der Liebe zu den Kranken, Leidenden und ihr Herz überstrahlte augenblicklich all das geronnene Leid, die gefesselte Schuld, wenn sie durch die Heime für seelenpflege-bedürftige Kinder ging. Dann wurden diese Kinder von

> einer Feierlichkeit befallen, wie man sie bei ihnen sonst nur im Tiefschlaf beobachten konnte, wenn die Dunkelseiten der Schwachheiten des Tageslebens von hierarchischem Glanz überstrahlt waren. Wenn sie durch die Kinderschar schritt, erhob sich in den Herzen eine Gegenbewegung gegen die Gebrechen, der flache Blick straffte sich, bekam Eigenstrahlung, als wäre endlich ein lohnendes Ziel ins Blickfeld gerückt. Ihre Besuche in den Heimen waren Festtage. (Franz Löffler[13])

Wenn es nunmehr im folgenden darum gehen wird, die bisher in abstrakter Weise skizzierten Aufgaben und Tätigkeiten Ita Wegmans im Werden der heilpädagogischen Bewegung mit Leben, Intensität und Gegenwärtigkeit zu erfüllen, so kann dies nur durch die Fülle der noch vorliegenden heilpädagogischen Korrespondenzen gelingen. Eine Flut von Briefwechseln mit den Heimen – oder genauer: mit einzelnen Menschen an verschiedenen Orten – hat sich erhalten; inbesondere mit Siegfried Pickert und Franz Löffler, mit Werner Pache, Fried Geuter und Michael Wilson, sodann mit den heilpädagogischen Ärzten Heinrich Hardt und Edmund Drebber, auch mit Erich Kirchner, der als Finanzverwalter in Arlesheim tätig war und oft von Wegman zur Abwendung ökonomischer Katastrophen ausgesandt wurde ... Eine intensive Korrespondenz mit vielen Kleinigkeiten des täglichen Lebens, aber auch mit großen Gesichtspunkten und beherzten Bemühungen von seiten Wegmans, gegen die gefährliche *«bleierne Schwere»* (Steiner) anzutreten und den existentiellen Kampf mit dem Zeitgeist aufzunehmen.

Eine kleine Sequenz aus einem Briefwechsel mit Franz Löffler mag hier am Anfang und für vieles andere stehen. Es ging in ihr um die Teilnahme der Heilpädagogen an der «World Conference on Spiritual Science and its Practical Applications», einer großen anthroposophischen Veranstaltung, die der Weltmann Daniel Nicol Dunlop für den Sommer 1928 im Herzen von London organisiert hatte. Über 2000 Menschen nahmen an ihr teil und lernten die Aktivitäten der Anthroposophen in vielen Bereichen des sozialen und kulturellen Lebens kennen. Wegman wollte von Anfang an, daß die Heilpädagogik ausgezeichnet vertreten sein sollte, menschlich, aber auch mit Werkstücken aus den Arbeitsstätten der Institute. So schrieb sie am 24. Mai 1928 an Löffler:

> So müßten Sie jetzt schon anfangen, sich stark zu konzentrieren, daß die Kinder das Beste machen, was sie machen können; auch daß Sie das Beste, was Sie schon haben, jetzt zur Auslese bringen. (...) Also London ist für uns von ungeheurer Wichtigkeit, so daß ich Sie und auch Pickert bitte, sich ja fest darauf zu konzentrieren, daß die Sache gelingt.[14]

Während all diese Prozesse offensichtlich gut und zu Wegmans Zufriedenheit von statten gingen, teilte ihr dagegen Löffler eines Tages mit, er selbst werde – im Unterschied zu zehn(!) anderen Mitarbeitern – nicht nach London fahren können; in seiner Begründung hieß es:

> So sehr ich mich freuen würde daran teilnehmen zu können, muß ich Sie, liebe Frau Doktor doch bitten, wenn ich nur irgend entbehrlich bin, in Jena bleiben zu dürfen. Auch habe ich den finanziellen Punkt im Auge dabei. Ich bin, was Wäsche, Kleidung, Schuhe betrifft, vollkommen zerrissen. Ich konnte bisher jonglieren und kombinieren, aber seit Ostern ist auch diese Kunst zu Ende. «Das» gute Hemd usw. ist dahin. Wir brauchen aber das Geld für viel dringendere Anschaffungen. (10.7.1928)[15]

So war die Lage realiter – und Löffler teilte im weiteren Verlauf seines Briefes dann noch mit, wofür er die nächsten Einnahmen verwenden wollte. Nicht zum Erwerb von Kleidung, sondern zum Aufbau einer Farbtherapie ...

Wegman indes las aus seinem ganzen Brief mit seelischem Feingespür heraus, daß Franz Löffler verschiedene Gründe hatte, nicht nach London fahren zu wollen. All dies paßte ihr nicht – sie wollte ihn unbedingt dabei haben, kannte seine reichen Talente und die Größe dieser jungen Persönlichkeit. So schrieb sie ihm, sie respektiere zwar seine Entscheidung, er solle nach eigenem Gutdünken handeln und – sofern er dies «beruhigender» fände – zu Hause bleiben; zu dem fehlenden Anzug aber bemerkte sie:

> Wegen der Kleidungsfrage werden wir natürlich in Zukunft auch andere Regelungen treffen müssen, weil es doch nicht angeht, daß man in einer Weltbewegung steht und nicht einmal sich richtig sehen lassen kann. (6.7.1928[16])

Sie bot ihm in Parenthese dann noch einige abgetragene, aber immer noch ansehnliche Herrenanzüge der Arlesheimer Klinik an … Schließlich fuhr Franz Löffler gemeinsam mit dem jungen Karl König auf dem Schiff nach London zur Konferenz, die ein großer Erfolg wurde.

Einen anderen typischen kleinen Briefwechsel, der ebenfalls ihren Leitungsstil erkennen läßt, führte Ita Wegman ein paar Monate später mit Siegfried Pickert. Am 21. November 1928 teilte sie Pickert kurzerhand mit, sie habe ihn auf die Rednerliste für die fünf Wochen später stattfindende Weihnachtstagung gesetzt, auch bereits mit einem Thema versehen:

> Jetzt hätte ich aber doch gern, daß wir zu Weihnachten hier oder nach Weihnachten, so um den 27. bis 29. Dezember, wieder eine medizinische Zusammenkunft haben, bei der auch die Heilpädagogen sich beteiligen können. Und so hätten wir auch Sie gern als Redner in dieser Zeit und zwar für einen Mitgliedervortrag oben im Goetheanum. Als Thema habe ich angegeben: «Die Heilpädagogik im sozialen Leben.» Hoffentlich sind Sie mir nicht böse, daß ich Sie schon so bestimmt als Redner angegeben habe. Vielleicht können wir noch über dasjenige, was gesagt werden soll, entweder schriftlich oder wenn möglich auch mündlich reden.[17]

Der Weg von Jena nach Dornach war weit, Pickert konnte schlecht weg, fühlte sich zudem nicht als großer Redner – dennoch sagte er Wegman sofort zu und fügte sich in ihr Arrangement. Zwei Wochen später aber erhielt sie einen weiteren Brief von ihm, in dem nun stand:

> Sehr verehrte, liebe Frau Dr. Wegman. Wie ich gestern das Programm der Weihnachtstagung zu lesen bekam, mußte ich denken, daß zwei Vorträge über Heilpädagogik von Dr. Schubert und von mir eigentlich etwas viel wären. Da ich nicht weiß, wie die Dinge zusammenhängen,

möchte ich von mir aus sagen, daß ich durchaus bereit wäre, auf meinen Vortrag zu verzichten, evtl. ihn bei einer anderen Gelegenheit zu halten. Ich möchte den Vortrag nicht deswegen halten, weil es nun schon einmal besprochen war, sondern nur, wenn es auch jetzt noch erwünscht und notwendig ist. (5.12.1928[18])

So einfach aber entkam Siegfried Pickert Wegmans Plänen nicht. Ihre Antwort erhielt er bald:

Lieber Herr Pickert! Ihren letzten Brief, worin Sie mich fragen, ob Sie von Ihrem Vortrag während der Weihnachtszeit Abstand nehmen sollten, finde ich bei meiner Rückkunft aus London vor und da möchte ich Ihnen heute wenigstens kurz mitteilen, daß davon doch keine Rede sein kann und daß Sie ruhig auch Ihren Vortrag geben sollen, auch wenn noch Dr. Schubert spricht. Sie müßten dann nur mehr über das soziale Gebiet sprechen. (18.12.1928[19])

So kam es dann auch.

Wegman verteilte aber nicht nur in großer Spontaneität direkte und mitunter schwierige Aufgaben an ihre jungen Mitarbeiter, sie sorgte sich mit pädagogischem Geschick zugleich sehr um deren Situation und Entwicklung, durchaus auch in spirituellem Sinne. In einem Brief an Werner Pache hieß es ein paar Monate später:

Hoffentlich geht es Ihnen gut? Ich finde es doch auch sehr beunruhigend, daß Sie, lieber Herr Pache, nicht schlafen können und es auch Ihnen an Ruhe fehlt, [geistig] zu arbeiten (...). Das ist schon schwerwiegend, weil man doch nicht Vorträge halten kann ohne eine intensive innere Arbeit. Im Grunde genommen hat eigentlich Dr. Steiner jedem jungen Menschen verboten, öffentlich zu sprechen, wenn er nicht ein gewisses Alter bekommen hat. Nicht daß man nicht untereinander sprechen soll, aber doch das große Reden sollte erst später, wenn man ein bestimmtes Alter erreicht hat, gemacht werden. Daß dieses Gesetz durchbrochen werden muß jetzt, ist natürlich. Alles geht jetzt auch viel rascher als vorher. Trotzdem möchte ich doch warnend Ihnen sagen, daß Sie doch ein bißchen vorsichtig sein sollten; leicht ist die Gesundheit zerrüttet und viel kostbare Zeit damit verloren.[20]

Behutsam und doch deutlich ließ sie ihn auf diese Weise wissen, was sie dachte. Ita Wegman war selten oder nie verletzend, konnte jedoch auch mit scharfer Klarheit und Kraft vorgehen, insbesondere dann, wenn sie geistige Irrwege unter ihren verantwortlichen Mitarbeitern ausmachte. Albrecht Strohschein war es, der einmal den folgenden Weihnachtsbrief von ihr erhielt:

Bevor Sie hierher kommen, wo ich wohl Gelegenheit habe, mit Ihnen zu sprechen, möchte ich doch noch Ihnen folgendes mitteilen: Ich war recht betrübt darüber, zu hören, daß man so wenig ernst die Dinge, Karma und Inkarnationen betreffend, behandelt. Es ist gewiß eine Notwendigkeit, sich mit diesen Fragen zu beschäftigen. Aber es ist zu gleicher Zeit eine ungeheure Gefahr damit verbunden, wenn man die Sache nicht ernst genug nimmt. Über Inkarnationen zu sprechen, von denen man nicht sicher ist und [die] nur als Vermutungen dastehen – und sie sind doch *immer* Vermutungen, wenn nicht von Dr. Steiner persönlich die Bestätigung gegeben ist, daß das, was Vermutung ist, auch in der geistigen Welt richtig ist –, ist nicht möglich. Ich wiederhole noch einmal, daß nur Dr. Steiner es ist, der dies fehlerlos konnte. Dazu muß man auch nicht nur das Wissen haben, sondern auch die nötige Anzahl Jahre, und die dazu nötige Einstellung. – Es ist also eine Vermessenheit ohnegleichen, über Vermutungen, die man hat, in der Art zu sprechen, daß sie als bestehende Tatsachen hingenommen werden. Verstehen Sie mich jetzt ganz gut, die Vermutungen, die man haben kann, können ungeheuer fruchtbar sein für das innere *eigene* Erkennen, fruchtbar sein um andere Menschen zu erkennen. Sie dürfen aber nie als Tatsachen dastehen und auch nie in frivoler Art verschiedenen Leuten mitgeteilt werden.

Ich möchte Sie also wirklich bitten, Ihre eigenen Ahnungen, Ihre eigene Persönlichkeit betreffend, für sich zu behalten, weil sonst unglaublicher Wirrwarr entsteht. Auch sollten Sie nicht den Eindruck bei den Menschen erwecken, als ob ich mit all diesen Sachen einverstanden wäre, so wie sie getrieben werden. Ich bin, wie Sie wohl wissen, für Fortschreiten, sogar für ganz intensives Fortschreiten, bin aber auch ungemein streng, wenn man in dieser Richtung auf Abwege kommt, was leicht geschehen kann im Vorwärtsschreiten.

Bitte nehmen Sie dieses Schreiben nicht als bös gemeint, sondern aus dem Sinne geschrieben, um der Gefahr, in die wir sonst hineinkommen, vorzubeugen. Und Sie, lieber Herr Strohschein, gehören doch wohl zu denjenigen, bei denen ich appellieren kann an die Vernunft und an das Verantwortungsgefühl, die Sie haben müßten, wenn Sie mit Ihren Ahnungen auf dem richtigen Wege sind.

> Ich denke stets mit Freude an den Tag, den ich auf dem Lauenstein habe verbringen können und Sie können versichert sein von meinem Ganz-Dabeisein bei Ihren Bestrebungen und Ihrer Arbeit. (16.12.1925[21])

Man sollte bei der Lektüre eines solchen Briefes im Bewußtsein halten, daß Ita Wegman die kleine Heilpädagogenschar als Verantwortliche einer (potentiellen) «Weltbewegung» ansah und dementsprechend behandelte. Sie gab sich unendlich viel Mühe mit den Einzelnen, weil sie wollte und für möglich hielt, daß diese Einzelnen zu Vorbildern einer kosmopolitisch wirksamen, großen und kulturerneuernden Kraft werden würden. Von daher kam ihnen eine gesteigerte Verantwortlichkeit, gerade auch im richtigen Umgang mit der Spiritualität der anthroposophischen Geisteswissenschaft, zu, an die Wegman immer wieder erinnerte, die sie immer neu anzuregen suchte.

Ita Wegman stand im geistigen Zentrum dieser beginnenden heilpädagogischen Gemeinschaft. Mit ihrem «Wesen» war vieles verbunden. So fühlte sie sich auch wirklich als Teil der Heilpädagogengruppe und sprach eigentlich immer in der «Wir»-, nie aber in der «Ihr»-Form. Sie lehnte es in diesem großangelegten sozialen Prozeß auch mit Nachdruck ab, die Rolle eines Schiedsrichters zu spielen. Wenn Krisen unter den Verantwortlichen auftraten und man mit Bitten um «Rechtsprechung» an sie herantrat, lehnte sie bereits die Möglichkeit einer solchen Lösung kategorisch ab und verwies die Menschen auf sich selbst und ihre sozialen Klärungsmöglichkeiten zurück:

> Eine andere Möglichkeit bleibt mir doch nicht übrig, weil es hier nicht so gehen kann wie in einer anderen Anstalt, wo, wenn Unzulänglichkeiten geschehen, man dann den Direktor oder Lehrer abschafft und einen anderen nimmt. Das wäre die Strafe, aber ich würde mich doch selber damit strafen, wenn ich das täte. Also es bleibt nichts anderes übrig, als daß wir, so wie es in einer Gemeinschaft gehandhabt werden muß, gemeinschaftlich die Fehler tragen, aber dann auch gemeinschaftlich versuchen, die Fehler in Ordnung zu bringen. (An Heinrich Hardt, 6.1.1931[22])

Im Sinne ihrer Gesamtintention, eine mit Michael verbundene heilpädagogische Weltbewegung von Menschen zu schaffen, die willentlich zusammensteht («Wenn der Mensch bereit ist, dem Michael zu dienen, so muß er aktiv an ihn herantreten. Michael kann nicht erreicht werden in passiver Andacht oder in gebetsmäßiger Stimmung, sondern man erreicht ihn durch ein aktives Sich-Hineinstellen in das Geistige; *man schart sich willensmäßig zu den Seinen*»[23]), versuchte Wegman schon bald nach Rudolf Steiners Tod, den bestehenden Gründungsort in Jena zu sichern und die dortigen Menschen zu einen. Nach einigen Jahren votierte sie erneut mit Nachdruck für den Kauf des gepachteten Lauenstein, der zwischenzeitlich angesichts einer Räumungsklage der Besitzerin vor der Auflösung gestanden hatte und der für Wegman weiterhin der *«geweihte Grund»* war, *«wo Rudolf Steiner einmal gewesen ist»* (an Heinrich Hardt, 31.12.1929[24]). Im Juli 1929 schrieb sie noch einmal in aller Deutlichkeit und mit Blick auf die Zeitumstände an Siegfried Pickert:

> Dann möchte ich Ihnen sehr ans Herz legen, dass doch so schnell wie möglich angefangen wird mit dem Kauf von Lauenstein. Es muss dieses gelingen. Ich kann nicht verstehen, warum ein Kauf von Lauenstein nicht gelingen kann, resp. dass man das Grundstück kauft und darauf so schnell wie möglich baut. Bitte tun Sie alle Schritte, dass das möglich wird. Sie und viele andere Leute kriegen doch, wenn Sie sich ein bischen interessieren, überall Kredit. Wir müssen in Jena ein Institut haben und zwar im Lauenstein, wo man die Arbeit in der Heilpädagogik in der richtigen Art weiter fortsetzen kann. Ich verstehe nicht, warum es Ihnen nicht gelingen soll, ein Institut in der richtigen Art zu bauen, wenn es Husemann z. B. gelingt, jetzt Geld zu bekommen für ein grosses Sanatorium, das sicherlich mehr kosten wird, als ein Institut für Kinder am Lauenstein. Husemann hat nicht geruht, bis er das Geld zusammen bekommen hat und so müssen Sie es auch tun. Man kann jetzt nicht mehr warten; jeder Tag, an dem nichts in dieser Beziehung getan wird, ist ein verlorener Tag und Wichtiges wird dadurch nicht geschehen können, weil wir nicht imstande gewesen sind, die Dinge richtig auf die Erde zu setzen, wie es nun momentan verlangt wird. (5.7.1929[25])

Dann möchte ich Ihnen sehr ans Herz legen, dass doch so schnell wie möglich angefangen wird mit dem Kauf von Lauenstein. Es muss dieses gelingen. Ich kann nicht verstehen, warum ein Kauf von Lauenstein nicht gelingen kann, resp. dass man das Grundstück kauft und darauf so schnell wie möglich baut. Bitte tun Sie alle Schritte, dass das möglich wird. Sie und viele andere Leute kriegen doch, wenn Sie sich ein bischen interessieren, überall Kredit. Wir müssen in Jena ein Institut haben und zwar im Lauenstein, wo man die Arbeit in der Heilpädagogik in der richtigen Art weiter fortsetzen kann. Ich verstehe nicht, warum es Ihnen nicht gelingen soll, ein Institut in der richtigen Art zu erbauen, wenn es Husemann z. B. gelingt, jetzt Geld zu bekommen für ein grosses Sanatorium, das sicherlich mehr kosten wird, als ein Institut für Kinder am Lauenstein. Husemann hat nicht geruht, bis er das Geld zusammen bekommen hat und so müssen Sie es auch tun. Man kann jetzt nicht mehr warten; jeder Tag, an dem nichts in dieser Beziehung getan wird, ist ein verlorener Tag und Wichtiges wird dadurch nicht geschehen können, weil wir nicht imstande gewesen sind, die Dinge richtig auf die Erde zu setzen, wie es nun momentan verlangt wird. Es werden genügend Menschen, wenn sie richtig von unserer Arbeit wissen, für uns bürgen, sodass wir auf jeder Bank jetzt Geld bekommen werden, um zu bauen. Ich bitte Sie also, ganz intensiv so schnell wie möglich die Dinge in die Wege zu leiten. Am besten ist es, glaube ich, das Grundstück einmal zu kaufen, ein Modell zu machen und dann anzufangen. Hypotheken werden wir schon in jeder Beziehung bekommen. Wenn Sie es nicht tun, wird ein anderer bauen, ich sehe das schon kommen und wir müssen auf alle Fälle gegen dieses gewappnet sein. - Ich denke mit Freude an die paar Tage, die wir zusammen in Zwätzen und Lauenstein verbracht haben. Seien Sie, lieber Herr Pickert, mit allen Mitarbeitern recht herzlich gegrüsst

Brief Ita Wegmans an Siegfried Pickert vom 5.7.1929, S.2

Zugleich versuchte Ita Wegman mit allen Mitteln, die sich zunehmend aneinander reibende Heilpädagogengruppe zusammenzuhalten. Zwar empfahl sie durchaus temporäre Trennungen in schwierigen Situationen – so beispielsweise auch eine vorübergehende Tätigkeit von Strohschein 1926 in Breslau –, doch wollte sie unbedingt eine gemeinsame Weiterarbeit auf längere Sicht. In einem Brief an Franz Löffler vom Juli 1927 finden sich die Sätze:

> Ich möchte nicht, daß Strohschein eigene Wege geht, sondern Sie müssen doch miteinander verbunden bleiben, so wie der Doktor es immer gewollt hat. (18.7.1927[26])

Gleichwohl war es auch Ita Wegman nicht möglich, die Trennungsvorgänge aufzuhalten, die aber – positiv gesprochen – auch zu einer nachdrücklichen Ausbreitung der Initiative führten; so konnten 1928, 1929, 1931 und 1932 die selbständigen Institute in Pilgramshain (Strohschein), Gerswalde (Löffler), Hamborn (Pickert) und Altefeld (Hardt) bezogen werden. Lange Zeit sträubte sich Wegman gegen diese Entwicklung – oder vielmehr gegen Einzelheiten derselben – mit aller Kraft. Als beispielsweise Heinrich Hardt trotz ihres ablehnenden Votums an seinem Altefeld-Plan festhielt, schrieb sie ihm am 15.2.1932:

> Es frappiert mich eigentlich das Ganze so sehr stark, weil ich plötzlich merke, daß doch jeder die Sache von seinem Standpunkt aus betrachtet und nicht vom Standpunkt des Ganzen. Und ich empfinde das Altefeld geradezu wie eine Verführung, genau so wie auch das Erwerben von dem *ganzen* Hamborn eine Verführung gewesen ist. Genau so warnend habe ich gesprochen den jungen Leuten gegenüber, als die das ganze Hamborn kaufen wollten, und sie haben es doch getan aus der Meinung heraus, daß sie das Richtige getan hätten; mit der gleichen Kraft sage ich aus wirklich innerstem Empfinden heraus, daß ich Altefeld nicht als geeignet finde, und Sie werden es genau wie die anderen auch durchsetzen und sich auch weiter nicht darum kümmern, wie schwere Folgen solches Vorgehen für mich haben kann. (15.2.1932[27])

«*Folgen für mich*» – was meinte Ita Wegman mit solchen Worten? Wie konnten die Menschen, die sie lasen, sie verstehen? Bedeutete die Formulierung beispielsweise «nur», daß sich Ita Wegmans Dornacher Vorstandsschwierigkeiten angesichts dieser Expansion in der «Peripherie» weiter vergrößern würden – oder aber, daß ihre finanzielle Gesamtverantwortung sich vielleicht ins Unerträgliche steigerte? Im geschichtlichen Rückblick und mit Kenntnis zahlreicher Schriftstücke aus ihrem Nachlaß, die ein Briefempfänger wie Heinrich Hardt freilich nie zu Gesicht bekam, entsteht der Eindruck, daß Ita Wegman mit solchen Formulierungen eine viel tiefere geistige Dimension zumindest andeutend zur Sprache bringen wollte – *«Ich fühle auch, daß ich so nicht weiter leben kann unter euch»*. Eine geistige Seite ihrer Existenz und ihrer Wirksamkeit, die mit Rudolf Steiner und mit Michael in Zusammenhang stand und die sie selbst in alles einbeziehen und bei allem berücksichtigen mußte, sollte die Entwicklung in spiritueller Hinsicht weiter den richtigen Weg gehen. Konnte sich Wegman damit überhaupt verständlich machen, wollte und durfte sie es? – oder mußte *auch sie* zunehmend darauf setzen, daß die Menschen, die mit ihr zu tun hatten, ihr begegneten, mit ihr zusammenarbeiteten, für diese Schicht erwachten? All dies können und müssen wir uns heute fragen – haben es sich die Heilpädagogen damals auch gefragt? Was dachte der feinsinnige Heinrich Hardt nach Erhalt des Wegman-Briefes?

Auch wenn Wegman intensiv für den Zusammenhalt der Menschen plädierte und auch wenn sie einmal kategorisch konstatierte, daß nicht der einzelne Ort, sondern *«die Arbeitsgruppe zusammen»* das eigentlich Wesentliche sei, so besah sie sich doch die in Frage kommenden oder bereits «eroberten» heilpädagogischen Zukunfts-Orte persönlich ganz genau. Diese Orte waren für sie eben keine beliebigen Grundstücksoptionen, die unter ökonomisch-pragmatischen Gesichtspunkten beurteilt werden sollten. Vielmehr erfaßte sie sie als geschichtliche Gestaltungen und insofern als wesenhafte Wirklichkeiten, die in einer geistig-kulturellen Tradition standen und nun den Raum für eine heilende Tätigkeit aus den neuen christlichen Mysterien heraus eröffnen sollten. Über Hamborn schrieb sie in finanziell hochgradig krisenhaften Tagen einmal an Franz Löffler (26.1.1932):

> Auch muß ich nach dem letzten Besuch, den ich da gemacht habe, noch einmal wiederholen, wie ungeheuer wichtig gerade dieser Punkt des Teutoburger Waldes für uns ist. Es würde wirklich eine große Schlappe sein, wenn wir hier nicht durchkommen könnten und das Geistige, was mit Hamborn vorgesehen ist, nicht zum Durchbruch kommen kann.[28]

Eine Ortsbegehung von Altefeld zusammen mit Heinrich Hardt und ihr nachfolgender, ungemein nachdenklicher Bericht läßt dagegen zum Vorschein kommen, wie tastend und fragend sich Ita Wegman in Landschaften bewegen konnte, wie intensiv ihre Anwesenheit war, auch, wie vorsichtig und selbstkritisch sie mit ihren eigenen atmosphärischen Eindrücken umzugehen pflegte:

> Nachdem wir da oben gewesen sind in Altefeld, lasse ich immer wieder im Geiste die Landschaft und die ganze Umgebung auf mich wirken, und obgleich es schön da war, fand ich es doch oben ziemlich kalt und auch offen und einsam. Ein kurzer Besuch von 1–2 Stunden kann natürlich nicht ausschlaggebend sein, um sich ein abschließendes Urteil über diese Gegend zu bilden. Ich möchte Ihnen aber doch sehr raten, bevor Sie sich zu einem Umzug dorthin entschließen, noch eingehend alles zu prüfen, ja sogar selber noch ein paar mal dorthin zu gehen oder 1–2 Tage dort zu sein. Ich kann mich auch nicht so ganz befreunden mit dem Gedanken, daß da früher eine Pferdezucht stattgefunden hat und ich weiß es nicht, ob es eine Täuschung ist, daß ich diese tierische Astralität da noch gefühlt habe. (Ich möchte aber nicht so ohne weiteres dieses gelten lassen, ich kann mich da auch geirrt haben.) Obgleich in Hamborn Nebel war und in Altefeld kein Nebel war, kam mir doch das Klima in Hamborn geschützter vor. Ich will hier nicht schon vorgreifen, weil ich tatsächlich noch gar nicht weiß, was ich Ihnen raten möchte; ich kann nur zu der größten Vorsicht mahnen. (9.2.1932[29])

Wenn man bedenkt, daß diese Orte Lebensumgebungen für Kinder werden sollten, die aufgrund ihrer Hindernisse wenig beweglich und daher häufig reiseunfähig waren, und wenn man weiter berücksichtigt, daß Wegman einen hohen Begriff von den Umwelt- und Alltagserfahrungen hatte, die sich tief in das Schicksal dieser Kinder einprägen, so wird verständlich, welche Intensität und Sorgfalt sie in wahrhaft weiser Vorausschau hier walten ließ.

Zugleich: Nachdem sich Heinrich Hardt entgegen all ihrer Bedenken schließlich doch für die Trennung von Jena und für Altefeld entschieden hatte, setzte sich Wegman ohne jede Unterbrechung weiter vorbehaltlos für ihn ein. Sie war das Gegenteil eines nachtragenden Menschen und stand in größter Treue zu den mit ihr verbundenen Freunden, zumal dann, wenn diese ihre Aufgaben kämpferisch angingen und ganz in Hingabe zu ihrem je eigenen Schicksalsauftrag lebten.

Zahlreiche, von ihr als verfrüht erlebte Expansionsbestrebungen bremste Wegman jedoch auch erfolgreich ab – *«weil wir sonst in solche Schwierigkeiten und in solche Sorgen kommen, daß wir dann überhaupt keine Möglichkeit mehr haben, die geistigen Dinge, die doch auch mit dem Gelingen solcher Dinge zusammenhängen, genügend zu vertiefen»* (25.2.1929, an Werner Pache[30]). Auch an Karl König, der bereits 1929/30 an Erweiterungen der heilpädagogischen Arbeit in Prag dachte, schrieb sie eindeutig ablehnend – *«weil wir nicht genügend Menschen haben, die die heilpädagogische Arbeit auch tragen können»*. Weiter hieß es in ihrem Brief an ihn:

> Wir kriegen sonst wirklich doch nicht die Dinge so, wie es von Dr. Steiner gemeint ist. (...) Sonst kriegt man doch eine sehr starke Verflachung, die ich nicht verantworten kann. Wir dürfen in der nächsten Zeit sicherlich noch nicht an Neugründungen denken, bis genügend Menschen wieder richtig ausgebildet sind. Überall fehlt es an den richtigen Menschen. (6.1.1930[31])

Diese wenigen «richtigen», das heißt fähigen und auch geistig beherzten Menschen versuchte Ita Wegman auch dann zusammenzuhalten, wenn sie zunehmend an verschiedenen Orten und in verschiedenen Institutionen arbeiteten. Sie wollte, daß die heilpädagogisch Tätigen ein «Gefühl der unbedingten Zusammengehörigkeit» entwickeln, und damit auch, daß die einzelnen Orte sich gegenseitig helfen, sich geradezu als *einen* Ort betrachten sollten. Als Edmund Drebber ihr wieder einmal einen verzweifelten Brief über die ganz schwierige personelle und finanzielle Lage in Gerswalde schrieb, sandte sie ihm die folgenden Hilfszeilen:

Nun ist die Antwort auf meinen Brief, ohne daß Sie meinen Brief schon bekommen haben, schon da, und ich bin wirklich ganz traurig über das Bild, das Sie mir schildern. Aber wir müssen doch da einmal energisch etwas tun, damit die Situation besser wird. Hier muß es sich doch zeigen, ob die Institute wirklich einander helfen können oder nicht. Womit wäre Ihnen denn geholfen? Wohl am meisten mit Geld? Aber das ist nun etwas, worüber wir alle nicht verfügen können. Können wir hier oder eines der anderen Institute Ihnen nicht jemand schicken, der dann die Arbeit machen kann, damit wenigstens Frau Ammerschläger nicht zusammenbricht? Wäre z.B. nicht in Pilgramshain jemand, der kommen könnte, ganz auf Kosten von Pilgramshain, um Gerswalde auszuhelfen? Fragen Sie doch darum. Ich werde auch schreiben von hier. Und dann müßte es doch möglich sein, daß ein oder zwei Mitarbeiter zur Erholung entweder hierherkommen und ganz auf unsere Kosten hier sich erholen oder weil die Reise doch ziemlich weit entfernt ist und auch schon Geld kostet, für das gleiche Geld, für das wir aufkommen, dann nach Hamborn geschickt werden.
Wenn ich Ende November in Berlin bin, werde ich nicht versäumen, Gerswalde zu besuchen, um auch mit Ihnen dann recht eingehend die ganze Situation durchzuarbeiten und hauptsächlich auch mit den Helfern zu sprechen und ihnen Mut zuzusprechen, den sie so nötig haben. Es liegt doch daran, daß die Menschen nicht wissen wohin und nicht das Gefühl der unbedingten Zusammengehörigkeit haben, die nötig ist, um in diesen schweren Zeiten nicht nur in der Sinnenwelt etwas zu erreichen, sondern auch geistig. Die Menschen machen Schwellenerlebnisse durch, die sie nicht ganz zum Bewußtsein bringen können, und die ihnen diese Schwere in der Seele geben. (9.11.1932[32])

Es war ein *spiritueller Zusammenhalt,* um den es Ita Wegman ging – ein spiritueller Zusammenhalt, der auch zu einer sozialen Verbindlichkeit und Brüderlichkeit führen sollte, ja von ihr gar nicht getrennt werden konnte. Mit dieser Spiritualität ging Wegman ganz und gar praktisch um. Sie brachte die Klassenstunden und die Sonntagshandlungen in die Heime und lud die heilpädagogischen Mitarbeiter regelmäßig zu den großen geistigen Festen des Jahreslaufs in ihre Klinik zur Zusammenarbeit ein; sie trat energisch auf, wenn eine allzu äußere Betriebsamkeit eine solche geistige Arbeit zu stören drohte, und verlangte statt dessen das mitdenkende Bewußtsein auch derer, die nicht in Arlesheim anwesend sein konnten:

Die heutige Depesche von Drebber, daß der Umzug Freitag stattfinden wird, hat mich etwas erschreckt, weil doch am Freitag die Tagung anfängt und man nicht gerade bei Anfang einer Tagung den Umzug anfängt. Sie müssen alle doch mit all Ihren Kräften und Gedanken da sein, um die Tagung mitzutragen und wenn man dann gerade auf den Tag einen Umzug macht, so wird dieses nicht gerade gut wirksam sein. (19.11.1929[33])

Das eigentlich *verbindende* Element dieser esoterisch begründeten heilpädagogischen Bewegung, die Rudolf Steiner Ita Wegman als Leiterin der Medizinischen Sektion übergeben hatte, hing jedoch zuinnerst mit dem zusammen, was Ita Wegmans eigenes «Wesen» war, aus dem heraus sie häufig in den Verlauf der Geschehnisse eingriff.

Sehr deutlich wird dies durch einige Briefe an Fried Geuter beziehungsweise an dessen heilpädagogisches Institut in England. Geuter gegenüber sprach sich Wegman klar vernehmbar aus. Als einmal die dortige Entwicklung stagnierte und ein Komitee gegründet wurde, das die weiteren Schritte bedenken und beraten sollte, schrieb sie ihm relativ direkt:

Ich muß Ihnen ehrlich sagen, ich habe eine wahre Angst vor dem Eingreifen des Komitees, das vielleicht doch nicht das Verständnis hat für die spirituellen Notwendigkeiten. Wir haben die gleichen Schwierigkeiten in der Holle gehabt, im Sonnenhof gehabt, wir haben sie überall gehabt, wir haben sie in Stuttgart gehabt in dem kleinen Haus, aber wir sind doch überall siegreich durchgekommen, weil wir immer die spirituellen Notwendigkeiten auf den Vordergrund gesetzt haben. Und das weiß ich ganz genau, daß nur ich im Grunde genommen diesen Mut aufbringen kann und auch das Durchsetzungsvermögen habe, diese Dinge durchzubringen. Anderen es zu überlassen, hat mir nie viel Glück gebracht. (...) Es stehen schon große Dinge auf dem Spiel. Da schweigt bei mir wirklich alles Persönliche und nicht sollen Sie sagen in Ihrem Brief, Sie möchten mir das nicht antun, dieses oder jenes, weil, mich persönlich treffen Sie ja nicht, aber es werden doch durch eine Stagnation in dieser Arbeit Michaels Intentionen gehemmt. Ich kann momentan nicht überschauen, was die Folgen sein können. Ich habe nur das klare Gefühl in mir: Raffen Sie sich zusammen (...), tun Sie die Arbeit, die zu leisten ist. (...) Ich glaube schon, daß ich vielleicht momentan für Sie etwas unverständlich bin, aber bei mir kommt es wirklich momentan auf das Tun an, in Zusammenhang mit dem, was spirituell gewollt wird. Sie müssen wohl verstehen, daß ein Schließen oder Warten, bis bessere Gelegenheiten da sind, für mich unakzeptabel ist. Geistig ist es unakzeptabel, und ich werde dann, wenn das Komitee anders beschließt, über den Kopf des Komitees [hinweg] (...) selber verhandeln (...). (5.6.1930[34])

In der Michaeli-Zeit des Nachkriegsjahres 1919 hatte Rudolf Steiner einmal den Spruch festgehalten:

Sieghafter Geist
Durchflamme die Ohnmacht
Zaghafter Seelen.
Verbrenne die Ichsucht,
Entzünde das Mitleid,
Daß Selbstlosigkeit,
Der Lebensstrom der Menschheit,
Wallt als Quelle
Der geistigen Wiedergeburt.[35]

«Mich persönlich treffen Sie ja nicht, aber es werden doch durch eine Stagnation in dieser Arbeit Michaels Intentionen gehemmt. (...) Ich glaube schon, daß ich vielleicht momentan für Sie etwas unverständlich bin (...).»

Es kommt jetzt wirklich darauf an, ob Menschen gefunden werden können, die ein tieferes Verständnis haben für die Dinge, die jetzt eigentlich geschehen und die Notwendigkeit eingesehen haben, daß gegen dieses Geschehen etwas entgegengesetzt werden müßte, was schon mit uns und mit meiner Arbeit zusammenhängt. Ich habe so oft schon diese Dinge ausgesprochen, daß es eigentlich beinahe nicht mehr möglich ist für mich, immer wieder darauf zurückzukommen. (...) Bei all diesen Dingen habe ich nur stark das Gefühl: entweder wir kommen durch, wenn wir alle zusammen die letzten Anstrengungen noch machen, oder wir müssen die Aufgaben, die Rudolf Steiner uns gegeben hat, als nicht gelungen betrachten. Das will nicht sagen, daß man nicht weiter arbeiten kann – Arbeit kann man natürlich immer noch leisten – aber es ist doch dem Ganzen eine Richtung gegeben, die anders verlaufen ist, als es hätte verlaufen sollen.[36] (1.3.1932)

Und im selben Jahr 1932, nach ihrer griechischen Mysterien-Reise, die ihr das Weiterarbeiten ermöglicht hatte, schrieb Ita Wegman erneut an Geuter in England:

> Wie ein heilender Balsam hat das Alte Wunderbare auf mich gewirkt und ich fühle mich wie neu geboren, und kräftig, Rudolf Steiners Werk, so wie ich es in meinem Herzen trage, unbeirrt weiter fortzusetzen. Und wenn Sie alle mithelfen, werden wir schon den Teil [von] R. Steiners' Intentionen, der auch mit mir, mit meiner Individualität zusammenhängt, durchsetzen, wenigstens so viel als unsere Kräfte es können, oder so viel als für die Zukunft gerettet werden muß. Es ruht eigentlich die tiefste Tragik auf unserem Wirken in diesem wie im vorigen Leben und doch sagte Rudolf Steiner einmal zu mir, daß diese Tragik in der Zukunft aufgehoben sein wird, ja, jetzt schon aufgehoben ist. Und doch konnte das alles geschehen, was geschehen ist! Es müßten halt auch Menschen sein, die Verständnis haben, denke ich, Verständnis für Karmawirken.[37]

Nie berief sich Ita Wegman in all diesen Briefen auf ihre Autorität als Sektionsleiterin; wenn sie schon deutlich werden wollte oder mußte, dann erinnerte sie das jeweilige Gegenüber in behutsamer Andeutung an ihre Realbeziehung zu Rudolf Steiner und an ihre Verbindung mit dem Michaelsmysterium – *«das, was mit mir zusammenhängt»*. Man kann den Eindruck haben, daß Ita Wegman in ihren eigenen Willensentschlüssen immer aus dieser Schicht handelte oder zu handeln suchte. In ihrem «Wesen» erlebte sie sich mit Rudolf Steiner verbunden und wirkte in der Weiterführung von Steiners großen geistesgeschichtlichen Intentionen.

Der Seele Früchte
Sie reifen mir
Wenn Erdgesichte
Im Geiste dir
Ich senden kann

Mir scheinet dann
Vergangnes Sein
Im Feuer sich
Beglückend
In Form zu prägen
Die mich im Geisterhaus
Umkleidet

So nimm die Seelenhand
Es reicht sie dir
Mein Ich, das dein.
Und wirke, was mir lieb.
Es wird gewirket sein
Wie wenn mein eigen Selbst
Die Feder hätt geführt[38]

*

Den heran- und hereinbrechenden Nationalsozialismus und Faschismus hatte Ita Wegman frühzeitig kommen sehen, mit hellwachem geschichtlichen Bewußtsein und stets größter Aufmerksamkeit für die aktuellen Weltvorgänge. Ihr Bestreben ging daher bereits Anfang der dreißiger Jahre dahin, mit der heilpädagogischen Bewegung – wenn nicht mit der ganzen Anthroposophie – nach England auszuweichen. Sie beabsichtigte damals auch, selbst nach England umzuziehen, um von dort aus besser wirksam werden zu können. So schrieb sie an Fried Geuter bereits 1931:

> Wenn wir es wirklich durchführen können, daß trotz des Zusammenbruches in Deutschland – was ich eigentlich nur als eine Frage der Zeit empfinde – wir hier in der Schweiz mit dem Westen den Kontakt nicht verlieren, so können durch dieses doch die Keime der Anthroposophie bewahrt werden für die nächste Zeit und es könnte vielleicht dadurch wieder helfend auf Deutschland eingewirkt werden. Ich glaube nicht, daß man momentan in Deutschland noch viel machen kann durch die Anthroposophische Gesellschaft; politisch und wirtschaftlich wird es ganz zusammenbrechen. Ungeheuer schmerzlich ist uns dieses alles; aber auch deshalb schmerzlich, weil es sehr gut möglich ist, daß durch diese Umstände auch wir in eine sehr schwere wirtschaftliche Lage kommen werden. Mein Bestreben, in England eine Klinik ins Leben zu rufen, wodurch aus England auch eine Hilfe kommen könnte, ist ja bis jetzt noch nicht gelungen, und ich denke auch, daß dieses vielleicht zu spät geworden ist; wir kommen immer mit allen Dingen zu spät. Aber trotzdem wollen wir alles versuchen, den Kontakt mit dem Westen nicht zu verlieren. Wenn alles gut bleibt, werde ich ganz sicher im Oktober mein Hauptquartier in Birmingham nehmen, um von dort etwas zu machen.[39]

Zunehmend, ab 1931, tauchte in ihren Briefen der Begriff der «Inseln» für die heilpädagogischen Institute auf, die Wegman stärken wollte und die sie geradezu als Garanten für das Weiterbestehen und den möglicherweise notwendigen Wiederaufbau der ganzen mitteleuropäischen Zivilisation betrachtete. In diesem Sinne hieß es in einem Brief vom September 1931, kurz nach dem definitiven Erwerb von Hamborn:

> Wir müssen (...) kolossal dafür arbeiten, daß unsere Institute ganz intensiv auch dahin wirken, für die neue anbrechende schwere Zeit richtige Stätten zu werden, von wo aus man etwas Neues aufbauen kann, wofür der Doktor den Namen «Inseln» gebraucht hat. Diese Inseln immer besser und besser aufzubauen, ist mein Bestreben. (16.9.1931[40])

Hierüber schrieb sie auch am 4.11.1932 an Werner Pache, dem sie bereits 1931 ihre Imagination von Krieg und Elend anvertraut hatte:

> Ich denke auch immer, ob es überhaupt noch möglich sein wird, nach außen zu wirken. Mir kommt immer als das Beste vor, unsere Institute zu sanieren wirtschaftlich und dann in denselben ein lebendiges geistiges Leben zu entfalten. Das Bild, daß man zu Pferd von einem Ort zum andern fährt, werde ich nicht los. Ob es bald so kommen wird weiß ich nicht, oder ob noch Möglichkeiten des Abwendens da sind, vermag ich nicht zu sagen. Ich möchte eigentlich jedes Institut in einen geistigen Belagerungszustand versetzen, wo Menschen sich zurückziehen können wenn es in der Welt zu toll wird, wo gearbeitet werden kann und diese Arbeit wieder zurückgegeben – sei es den Menschen, sei es der geistigen Welt. Die Gesundung wird schon aus solchen Zentren herauskommen müssen – mögen wir die Kraft haben, diese Gesundung bei uns selbst anzufangen.[41]

Zu Beginn des Jahres 1933 bewegte Ita Wegman Pläne zur Evakuierung von Kindern insbesondere jüdischer Herkunft aus Deutschland, und sie versuchte, ärztliche Kollegen für eine solche Initiativen zu gewinnen. Während sie unter Einbeziehung Englands auch Pläne für eine allgemeine Flucht- und Aufnahmehilfe von Menschen, die aus Deutschland herauswollten, entwickelte, besprach sie mit den Heilpädagogen erste Strategien zur Umgehung des drohenden Sterilisations-Gesetzes der «behinderten» Kinder. Zugleich bemühte sie sich, die Institute nach außen hin als rein medizinische Einrichtungen zu deklarieren, um deren Existenz so lange als möglich behaupten zu können. Kurz nach Hitlers Machtergreifung, am 5.2.1933, teilte sie dies bereits Erich Kirchner mit, der damals in Hamborn war:

> Für Deutschland kommt jetzt eigentlich weiter nichts mehr in Frage, als Pflegestätten für die Zukunft aufzubauen und stark zu machen, weil diese vielleicht die einzigen Bildungsstätten sein werden. Auch müßte alles viel mehr noch in das Medizinische umgewandelt werden, weil das M. sicher toleriert wird, wo das Pädagogische schon unter Kontrolle gesetzt werden kann. (...) Daß der Hitler an die Regierung gekommen ist, ist bös, aber da ist nun nichts daran zu tun. Wir waren doch zu schwach und das wird sich bitter rächen. (...) Aber vielleicht sind wir schon so weit, daß Sie alle schon für den Hitler schwärmen und bin ich auch in diesem allein, wer weiß?[42]

Ita Wegman war in vielerlei Hinsicht sehr *allein*. Bezüglich der Nationalsozialisten aber bestand weithin Einigkeit in der heilpädagogischen Mitarbeiterschaft. Wie eine Antwort auf die letzte Frage Wegmans in ihrem Brief an Kirchner wirkten daher Werner Paches Worte, die nur zehn Tage später in Arlesheim eintrafen und in denen es hieß: «Wir möchten Sie noch einmal bitten, daß Sie es doch einrichten möchten, auf der Rückreise von England über Hamborn zu kommen, um hier eine Klassenstunde zu geben. Als ich vorgestern abend auf dem Wittenbergplatz in Berlin stand, wo wie an vielen öffentlichen andern Plätzen die Rede Hitlers durch Lautsprecher tönte und die Macht Ahrimans sich fast überschlug, hatte ich auf einmal ein ganz zuversichtlich ruhiges Gefühl, das so stark war, daß ich mit einem Male dem Banne dieser bösen Gewalt entrückt war. Ein Gefühl, daß unsere Sache nicht untergehen wird.»[43]

Als weitere Schutzmaßnahmen gegen den Nationalsozialismus initiierte Ita Wegman eine größere Unabhängigkeit der einzelnen Institute – mit Einschränkung oder gar Aufhebung des Briefwechsels («Meine Briefe werden viel geöffnet jetzt»[44]); zugleich suchte sie den inneren geistigen Zusammenhang der einzelnen Menschen weiter zu verstärken:

> Es ist so wichtig in diesen Zeiten, daß doch wir alle gut miteinander stehen, wenigstens wissen, daß tief in unseren Seelen doch die Beziehungen von Einem zum Andern wahr und gut sind, und das, was eventuell Mißverhältnisse hervorbringt, nicht mit dem Innersten unseres Wesens zusammenhängt. (An Heinrich Hardt, 12.5.1933[45])

Zwei Monate zuvor hatte sich Wegman bereits gegenüber den englischen Mitarbeitern Geuter und Wilson mit den Worten geäußert:

> Die Lage in Deutschland ist außerordentlich schwerwiegend und es ist schon sehr wichtig, daß man sich eingehend mit diesen Dingen beschäftigt, auch gedanklich den Freunden die Hilfe sendet, die sie jetzt außerordentlich nötig haben in ihrer so schweren Lage. Wir werden nächstens wohl einen großen Kampf auszufechten haben, daß alle die Institute ihre Freiheit behalten können, die sie bis jetzt hatten. Und ich möchte noch einmal Sie beide recht, recht herzlich bitten, in Ihren Gedanken doch das Ganze, was mit unserer Arbeit ist, in einer Einheit zu halten und auch wenn möglich Ihre Gedanken auf dieses Ganze gehen zu lassen, weil nur als Einheit, sogar als Einheit von England hierher, etwas durchgesetzt werden kann, was wir doch als Mediziner- und Heilpädagogengruppe durchzuführen und durchzutragen haben. (7.3.1933[46])

Während sich in Deutschland – nach Wegmans Worten – zahlreiche Anthroposophen aus «Übereifer und Opportunität» an die NSDAP anschlossen, suchte Ita Wegman immer wieder Lösungen für die drängender werdenden Probleme in England zu finden; dort und später in Amerika wollte sie die Anthroposophie beheimaten, stärken, überlebensfähig machen.

> Wie sich gegen all diese Dinge zu wehren, ist für mich noch eine große Frage, und immer kommt mir innerlich die Antwort, doch die Freunde in Deutschland so weit zu bringen, daß sie in innerlicher Abwehr stehen und daß im Ausland soviel wie möglich eine starke anthroposophische Bewegung entsteht, an die auch noch Viele sich anschließen können. (22.6.1933, an Fried Geuter[47])

Und zwei Wochen darauf hieß es in einem weiteren Brief mit vermehrtem Nachdruck und auch mit dem Blick auf die Passivität und Zerstrittenheit in Dornach:

> Aber mir kommt es vor, als ob wir doch alles daransetzen müssen, in England ein ganz starkes festes Zentrum aufzubauen, um von dort aus wahre Anthroposophie ohne Kompromiß noch einmal aufleben zu lassen. Es muß noch ein michaelischer Impuls von irgendwo kommen, um den Nationalismus, der sich überall festigen will, doch zu schlagen. Natürlich war es vorgesehen, daß dieser michaelische Impuls von hier, von Dornach strahlend sich ausbreiten sollte, aber es ist doch so wie ich es mir denke dafür hier kein Platz. Und so müssen wir schon versuchen – wenigstens ich muß es tun – irgendwo anders noch einmal michaelische Impulse aufleben zu lassen. (9.7.1933[48])

Wie alle die Jahr zuvor, so ging Ita Wegman fast das ganze Jahr 1933 nicht von ihren englischen Plänen ab, trotz der zahlreich erlittenen Mißerfolge und Enttäuschungen. Sie reiste wiederholt auf die Insel und versuchte, verschiedensten Menschen und Gruppierungen diese ihre existentielle Intention nahezubringen, was jedoch nie in zureichendem Maße gelang. So zog sie nach der Rückkehr von einer neuerlichen Englandreise am Jahresende 1933 Bilanz – und schrieb in einem durch und durch bemerkenswerten Weihnachtsbrief an Fried Geuter:

> Als ich so fuhr von England durch Holland nach Deutschland und von Köln aus mit dem Auto in die Gegend von Hamborn kam, war ich ganz eingenommen von der Seelenhaftigkeit, die in dieser ganzen Umgebung lag. Es war ein Erleben, das ich noch nie gehabt hatte, so direkt von England kommend, in die deutsche Landschaft hinein zu fahren; da ich in anderen Zeiten immer in Holland Aufenthalt gemacht hatte, ist es mir sicher deshalb nicht so aufgefallen wie gerade diesmal. Aber zu gleicher Zeit war es mir auch ganz klar, dass diese Seelenhaftigkeit, die noch überall vorhanden ist, weil die Menschen sie haben – sonst wäre sie nicht in der Atmosphäre – dass diese Seelenhaftigkeit allmählich sicher erdrosselt wird. Die Machthabenden werden alles tun, dass der Mehrzahl der Deutschen ihre Seele ausgetrieben wird und dass einmal – genau so wie in Konstantinopel der Geist abgeschworen wurde – sicher, und das wird wohl in Deutschland geschehen, die Seele abgeschworen wird. Von diesen Zeiten sind wir ganz sicher nicht weit ent-

Als ich so fuhr von England durch Holland nach Deutschland und von Köln aus mit dem Auto in die Gegend von Hamborn kam, war ich ganz eingenommen von der Seelenhaftigkeit, die in dieser ganzen Umgebung lag. Es war ein Erleben, das ich noch nie gehabt hatte, so direkt von England kommend, in die deutsche Landschaft hinein zu fahren; da ich in anderen Zeiten immer in Holland Aufenthalt gemacht hatte, ist es mir sicher deshalb nicht so aufgefallen wie gerade diesmal. Aber zu gleicher Zeit war es mir auch ganz klar, dass diese Seelenhaftigkeit, die noch überall vorhanden ist, weil die Menschen sie haben - sonst wäre sie nicht in der Atmosphäre - dass diese Seelenhaftigkeit allmählich sicher erdrosselt wird. Die Machthabenden werden alles tun, dass der Mehrzahl der Deutschen ihre Seele ausgetrieben wird und dass einmal-genau so wie in Konstantinopel der Geist abgeschworen wurde - sicher, und das wird wohl in Deutschland ~~geschehen, die Seele abgeschwo-~~ren wird. Von diesen Zeiten sind wird ganz sicher nicht weit entfernt. Auch die Institute gaben diesmal tatsächlich das Bild der Seelenhaftigkeit. Man war viel mehr auf sich selbst gestellt. Es war ein Zusammenhaltenwollen, ein sich mit der Spiritualität stark Verbindendes, was zum Vorschein kam. Die Menschen waren auch innerlicher und stärker als vielleicht noch vor einigen Monaten. Ich konnte Altefeld nicht besuchen, weil die Zeit zu kurz war, aber es kamen doch einige von den Mitarbeitern nach Hamborn. Dann fuhr ich von Hamborn nach Gerswalde, wo ich die gleiche Stimmung fand. Löffler strotzend von Arbeitskraft und mutvollem Vorgehen. Die haben es doch wirklich fertig gebracht, mit Löffler voran, bei den Wahlen geschlossen ein "Nein" zu geben, was ich ausserordentlich mutig finde, aber vielleicht nicht klug. Bis jetzt ist, ausser dass ihnen die Hypothek gekündigt worden ist, noch nichts weiteres geschehen daraufhin. Die anderen Institute sind so gut und so schlecht es ging, durchgeschlüpft.

Ausschnitt aus dem Brief Ita Wegmans an Fried Geuter vom 18.12.1933, S. 2

Auch in Berlin ist eine Arbeit möglich, die aber nicht nach aussen hin getragen werden kann, sondern viel mehr ein-nach-innen Sichkehren ist. Wenn dieses weiter durchgeführt werden kann, werden sicher diese Menschengruppen die Entwicklung, die jetzt vorsichgeht in Deutschland, überdauern können. Man muss sich aber doch wohl ganz bewusst machen, dass die Abbröckelung, hauptsächlich in Deutschland, weiter vorsichgeht, und dass eine Verbesserung der äusseren Zustände auf keinen Fall in der nächsten Zukunft noch eintreten könne, damit muss man sich schon mit Gelassenheit abfinden. Und wenn man das nicht als real nehmen kann, das "Stirb und Werde", von dem Goethe spricht, dann kann man in dieser Zeit nicht leben. Das ist also die Situation, die auf dem Kontinent besteht.

Auch sehe ich doch mit grosser Sorge zurück auf England und auf London, denn das Bestreben von mir,-während auf dem Kontinent alles zusammenbrechen will, was Seelenhaftigkeit ist und der Geist sich verbindet mit anderen Geistigkeiten, die nicht die unseren sind - in England eine Stätte zu bilden, wo man eventuell noch in Freiheit zu leben vermag, was Rudolf Steiner als Ideal für die Menschheit hingestellt hat, scheint sich doch nicht realisieren zu wollen. Das was ich wollte und was ich als eine Rettung ansah, war doch, dass ein lebendiger Ring entsteht von erwachten Menschen, der das was an Sterbekräften vorhanden ist, umgibt und von dem aus neues Leben entstehen sollte, ein Ring, der darin besteht, dass in den verschiedenen Ländern Festungen und Gralsburgen sozusagen entstehen, in denen Menschen wohnen, die doch auch wieder so beweglich sind, dass sie von einem Ort zum andern gehen können. Dieses richtig durchgeführt habe ich betrachtet als einen neuen Michaelsbund, durch den man in die Welt etwas Neues bringen kann, um das neue Leben, das entstehen will,

Ausschnitt aus dem Brief Ita Wegmans an Fried Geuter vom 18.12.1933, S. 3

möglich zu machen. Aber das zur Ausführung zu bringen, scheint doch auf grosse Schwierigkeiten zu stossen. Schon dass man nicht frei die Menschen hinüberbekommt, ist schwierig; ausserdem doch auch, dass die englischen Seelen für solches weit umfassendes Geschehen nicht viel Vertrauen haben. Das ist natürlich bei der englischen Gediegenheit wohl schon zu verstehen, man muss damit rechnen. Nur ist das Deprimierende, dass die geistige Welt dieses Neue fordert und nicht schaut nach diesen nationalen Charakter-Eigenschaften, die im Grunde genommen auf der Erde entstanden sind, sodass das was sein muss, als Forderung dasteht und Menschen es tun müssen; ob es gelingen wird oder nicht gelingen, das hängt natürlich davon ab, ob wirklich genügend Menschen diese Notwendigkeit sich bewusst machen können. Es liegen doch Schwierigkeiten vor, die Erweiterung von Kent Terrace vorzunehmen und ich glaube, dass wir da schon den vorsichtigeren Weg nehmen sollen und dieses lassen sollen. Ohne absolute Unterstützung, nicht nur finanziell, sondern auch was den guten Willen betrifft – ~~nur~~ durch die Notwendigkeit hervorgerufen – kann doch kein Segen ruhen auf einer Ausbreitung. So müssen wir vielleicht in aller Ruhe abwarten, bis Menschen so weit sind, diese Notwendigkeiten einzusehen, um sich dann auch voll und ganz damit zu verbinden. Etwas durchführen zu wollen, was eventuell angesehen werden könnte als von <u>meinem</u> Willen ausgehend, möchte ich doch vermeiden, denn es ist nicht mein Wille.

Ich hoffe sehr, dass Sie ein schönes Weihnachtsfest haben werden; es ist sicher, dass der Christus leichter zu erreichen ist als je vorher.

Seien Sie alle miteinander recht herzlich gegrüsst

Ihre I. Wegman

Ausschnitt aus dem Brief Ita Wegmans an Fried Geuter vom 18.12.1933, S. 4

fernt. Auch die Institute gaben diesmal tatsächlich das Bild der Seelenhaftigkeit. Man war viel mehr auf sich selbst gestellt. Es war ein Zusammenhaltenwollen, ein sich mit der Spiritualität stark Verbindendes, was zum Vorschein kam. Die Menschen waren auch innerlicher und stärker als vielleicht noch vor einigen Monaten. Ich konnte Altefeld nicht besuchen, weil die Zeit zu kurz war, aber es kamen doch einige von den Mitarbeitern nach Hamborn. Dann fuhr ich von Hamborn nach Gerswalde, wo ich die gleiche Stimmung fand. Löffler strotzend vor Arbeitskraft und mutvollem Vorgehen. Die haben es doch wirklich fertig gebracht, mit Löffler voran, bei den Wahlen geschlossen ein «Nein» zu geben, was ich ausserordentlich mutig finde, aber vielleicht nicht klug. Bis jetzt ist, ausser dass ihnen die Hypothek gekündigt worden ist, noch nichts weiteres geschehen daraufhin. Die anderen Institute sind so gut und so schlecht es ging, durchgeschlüpft.
Auch in Berlin ist eine Arbeit möglich, die aber nicht nach aussen getragen werden kann, sondern viel mehr ein-nach-innen Sichkehren ist. Wenn dieses weiter durchgeführt werden kann, werden sicher diese Menschengruppen die Entwicklung, die jetzt vor sich geht in Deutschland, überdauern können. Man muss sich aber wohl ganz bewusst machen, dass die Abbröckelung, hauptsächlich in Deutschland, weiter vorsichgeht, und dass eine Verbesserung der äusseren Zustände auf keinen Fall in der nächsten Zukunft noch eintreten könne, damit muss man sich schon mit Gelassenheit abfinden. Und wenn man das nicht als real nehmen kann, das «Stirb und Werde», von dem Goethe spricht, dann kann man in dieser Zeit nicht leben. Das ist also die Situation, die auf dem Kontinent besteht.
Auch sehe ich mit grosser Sorge zurück auf England und auf London, denn das Bestreben von mir, während auf dem Kontinent alles zusammenbrechen will, was Seelenhaftigkeit ist und der Geist sich verbindet mit anderen Geistigkeiten, die nicht die unseren sind – in England eine Stätte zu bilden, wo man eventuell noch in Freiheit zu leben vermag, was Rudolf Steiner als Ideal für die Menschheit hingestellt hat, scheint sich doch nicht realisieren zu wollen. Das was ich wollte und was ich als eine Rettung ansah, war doch, dass ein lebendiger Ring entsteht von erwachten Menschen, der das was an Sterbekräften vorhanden ist, umgibt und von dem aus neues Leben entstehen sollte, ein Ring, der darin besteht, dass in den verschiedenen Ländern Festungen und Gralsburgen sozusagen entstehen, in denen Menschen wohnen, die doch auch wieder so beweglich sind, dass sie von einem Ort zum andern gehen können. Dieses richtig durchgeführt habe ich betrachtet als einen neuen Michaelsbund, durch den man in die Welt etwas Neues bringen kann, um das neue Leben, das entstehen will, möglich zu machen. Aber das

zur Ausführung zu bringen, scheint doch auf grosse Schwierigkeiten zu stossen. Schon dass man nicht frei die Menschen hinüberbekommt, ist schwierig; ausserdem doch auch, dass die englischen Seelen für solches weit umfassendes Geschehen nicht viel Vertrauen haben. Das ist natürlich bei der englischen Gediegenheit wohl schon zu verstehen, man muss damit rechnen. Nur ist das Deprimierende, dass die geistige Welt dieses Neue fordert und nicht schaut nach diesen nationalen Charakter-Eigenschaften, die im Grunde genommen auf der Erde entstanden sind, so dass das, was sein muss, als Forderung dasteht und Menschen es tun müssen; ob es gelingen wird oder nicht gelingen, das hängt natürlich davon ab, ob wirklich genügend Menschen diese Notwendigkeit sich bewusst machen können. Es liegen doch Schwierigkeiten vor, die Erweiterung von Kent Terrace vorzunehmen und ich glaube, dass wir da schon den vorsichtigeren Weg nehmen sollen und dieses lassen sollen. Ohne absolute Unterstützung, nicht nur finanziell, sondern auch was den guten Willen betrifft – durch die Notwendigkeit hervorgerufen – kann doch kein Segen ruhen auf einer Ausbreitung. So müssen wir vielleicht in aller Ruhe abwarten, bis Menschen so weit sind, diese Notwendigkeiten einzusehen, um sich dann auch voll und ganz damit zu verbinden. Etwas durchführen zu wollen, was eventuell angesehen werden könnte als von meinem Willen ausgehend, möchte ich doch vermeiden, denn es ist nicht mein Wille.
Ich hoffe sehr, dass Sie ein schönes Weihnachtsfest haben werden; es ist sicher, dass der Christus leichter zu erreichen ist als je vorher. (18.12. 1933[49])

Lange noch konnten die heilpädagogischen Heime in Deutschland, trotz der nationalsozialistischen Herrschaft und dem kommenden Krieg, weiterarbeiten – unter Aufbringung großen persönlichen Mutes der Mitarbeiter, die zunehmend auf sich gestellt waren, unter Duldung von Hausdurchsuchungen und Verhören. Arlesheim in der Schweiz war plötzlich sehr weit abgelegen; Ita Wegman aber im Geiste bei den Menschen, die sich um die heilpädagogischen Kinder schützend versammelten.

Ab 1940 lebte sie in der Casa Andrea Cristoforo bei Ascona im Tessin, unter einigen Mitarbeitern, zahlreichen Patienten, Flüchtlingen und heimatlosen Seelen, die sie allesamt medizinisch betreute und mit intensiver geistiger Arbeit durch die katastrophalen Zeiten zu bringen versuchte. Einmal wöchentlich fuhr sie in ihr nahegelegenes heilpädagogisches Kinderheim «Motta» in Brissago. Nora von Baditz schrieb darüber in ihren Erinnerungen: «Glücklich sprangen die Kinder Frau Dr. Wegman entgegen; sie liebten sie alle. Und auf jedem ruhte ihr sorgend-liebender Blick, immer neue Heilertaten ersann ihr Herz. Zurückkehrend nach Ascona in die Casa Andrea Cristoforo war sie nur umso heiterer, erzählte am Tische von den Kindern mit innigster Herzlichkeit.»[50]

Getrennt lebte Ita Wegman nun von ihrer Arlesheimer Klinik, dem «Sonnenhof» und all den übrigen heilpädagogischen Instituten in den verschiedenen Ländern. Seit vielen Jahren bereits arbeiteten die Heime selbständig, lange hatte sie sie nicht mehr besucht. Und dennoch – Rudolf Steiner hatte ihr persönlich die Verantwortung für die Medizinische Sektion übergeben, alles, die Medizin und die Heilpädagogik, in exoterischer und esoterischer Weise mit ihr verbunden. Nun, in den vierziger Jahren, konnte sie froh sein, wenn sie gerade noch von eigenständigen Initiativen und Aktivitäten einzelner Menschen, die es trotz des Krieges weiterhin gab, benachrichtigt wurde – benachrichtigt im Sinne einer Bitte um Billigung bereits feststehender Vorhaben. Ita Wegman litt seit langem unter dieser Situation, die sie spirituell als unhaltbar empfand, ja empfinden mußte. Bereits die Trennungen und Neugründungen aus dem Herzen der heilpädagogischen Urgemeinschaft von Albrecht Strohschein, Siegfried Pickert und Franz Löffler waren zumindest teilweise gegen ihren Willen erfolgt – vieles andere war seither nachgekommen. Als der Heilpädagoge Werner Pache vom «Sonnenhof» ihr dann im Sommer 1942 einen vergleichsweise bescheidenen Vorschlag bezüglich eines intendierten Fortbildungskurses in der Klinik unterbreitete, zog Wegman erstmals in aller Deutlichkeit Bilanz – und schrieb ihm dann:

> Ich bin ganz zu der Überzeugung gekommen – und es sprach dieses Rudolf Steiner auch schon aus, damals glaubte ich ihm das nicht einmal so –, daß das Medizinische und das Heilpädagogische sehr stark mit mir verbunden werden sollten, daß alle Initiative von mir ausgehen sollte, und daß sie Andern helfend zur Seite stehen sollen und ihre Initiativen

mit den meinigen in Zusammenklang zu bringen hätten. Ich war immer selber ein bißchen unsicher, ob das so das richtige wäre und habe manchmal aus diesem Grunde heraus die Initiativen von Andern doch gelten lassen, trotz innerer Stimme dagegen es durchgeführt; ich denke da viel an dasjenige, was mit Stein und Kolisko geschehen ist und noch an vieles andere. Meistens ist daraus nicht das entstanden, was ich selber und die Andern auch gehofft haben. Und so bin ich jetzt zu der Überzeugung gekommen – das haben die Erfahrungen in den Jahren in mir selber auch zur Reife gebracht –, daß das, was Rudolf Steiner gesagt hat, ganz wahr ist und ich davon jetzt nicht Abstand nehmen will, im Gegenteil verlaufen muß, wenn man mit mir weiter arbeiten will, daß die Initiativen von mir ausgehen, und wenn Andere Initiativen haben, diese Initiativen erst mit mir besprochen werden sollten und wenn sie in Zusammenklang mit den meinigen gehen und ich mit den vorgeschlagenen Initiativen mich voll und ganz verbinden kann, auch was Zeit und Arbeit betrifft, dann durchgeführt werden sollten. So muß doch der Weg jetzt genommen werden, nicht, daß man mir etwas vorschlägt, was Sie alle von Ihrem Standpunkt aus als das Beste empfinden, aber von meinem Standpunkt aus nicht als geeignet empfunden wird und ich in die Lage versetzt werde: wir finden es alle recht gut, nun haben Sie sich damit zu verbinden, so daß es dann von Ihnen ausgeht; oder wenn das nicht geht, dann wollen wir es von uns aus machen. Wenn das auch nicht geschrieben so in Ihrem Brief dasteht, so ist es doch da drinnen. Ich bin dann in die Lage versetzt, entweder mich oppositionell zu verhalten, oder – wenn es mir auch gar nicht paßt an Zeit und Arbeit – es doch mitzumachen, damit dasjenige, was einmal von Rudolf Steiner in die Welt gesetzt worden ist, nicht so verflacht wird und etwas allmählich von mir getrennt wird. Daß diese Trennung von bestimmten geistigen Mächten unbedingt angestrebt wird – auch davon sprach Rudolf Steiner – ist eine Tatsache.
Nun, lieber Herr Pache, so sieht es aus. (25.7.1942[51])

Während Werner Pache diesen grundlegenden Gedanken in seinem Antwortbrief zu ihrer nicht geringen Überraschung zustimmte, erfuhr Ita Wegman nur wenige Wochen später, daß der «Sonnenhof» – ohne sie überhaupt zu konsultieren – soeben eine Aufnahme von vierzig kriegsgeschädigten Kindern abgelehnt hatte. Wegman war entsetzt, nahezu fassungslos; sie war in dieser so wichtigen Angelegenheit völlig übergangen worden, trotz aller Zustimmung zu ihrem Brief vom 25. Juli.

Ich bin eigentlich höchst erstaunt, wie Sie in einem Brief, der noch nicht so alt ist, über diese großen Pläne sprechen, daß so etwas einmal an uns heran kommen könnte, und wenn es dann da ist, mutlos den Kopf hängen lassen und es abschlagen, ohne sich mit mir zu beraten. (20.8.1942[52])

Es war Wegman unbegreiflich, wie man diese Hilfe hatte verweigern können, zumal das Rote Kreuz eine Finanzierung zugesagt hatte und alle anthroposophischen Einrichtungen um ihr Überleben kämpften. Ita Wegman akzeptierte die schließlich geäußerten Gegenargumente – denen zufolge die Zahl der Kinder eine Überforderung der heilpädagogischen Einrichtung darstellte und so weiter – in keinster Weise; eigenständig versuchte sie nun, trotz des Arlesheimer Votums, die Aufnahme der Kinder doch noch möglich zu machen. An Werner Pache aber schrieb sie am 20. August:

Sie haben eine einzigartige Gelegenheit abgeschlagen und haben da nicht im Sinne der geistigen Mächte gehandelt, die uns vorwärts helfen wollten. Vorwärtskommen ist nicht, den Schwierigkeiten aus dem Wege gehen, sondern die Schwierigkeiten überwinden, weil wir damit weiterkommen.[53]

Gegenüber der ebenfalls im «Sonnenhof» tätigen Heilpädagogin Helene Eugster hieß es in einem Schreiben vom gleichen Tag:

Aber Sie machen ja alle mit, und so werden wir durch diese Übertriebenheiten und diese Hemmungen, die in diesem liegen, wodurch viele Heilpädagogen schon ihre Kräfte verloren haben und wodurch vielleicht jetzt auch Pache noch zu Grunde gehen wird, stecken bleiben. Mit der Aufnahme der kriegsgeschädigten Kinder werden wir gar nicht unsere Aufgabe in der Heilpädagogik verlieren, im Gegenteil, sie ist gerade aktuell darin begründet, und wenn man das nicht einsieht, geht man nicht mit in dem großen Schritte der Zeit. Sie können versichert sein, daß ich den kleinen Schritt nicht mitmache, sondern beim großen Schritt bleiben will.[54]

*

Ita Wegman blieb zeitlebens beim «großen Schritt», gerade auch im Bereich der Heilpädagogik, trotz aller Hemmungen von seiten ihrer Umgebung und von seiten des Zeitgeistes. Nur sechs Monate später verließ sie die Erde in Arlesheim, in dem ihr von Rudolf Steiner erbauten, beweglichen Holzhaus. An diesem Tag, am 4. März 1943, schrieb ein Heilpädagoge im fernen Schottland in sein Tagebuch: «So ist diese gute und große Frau in die geistige Welt eingegangen. Vielleicht der beste Freund Rudolf Steiners. Der Freund, der ihn während seiner Krankheit Tag und Nacht pflegte, das Zentrum der neuen Medizin, der neuen Heilpädagogik. Der Arzt und Helfer, der Rater vieler Menschen, der Helfer und mütterliche Freund ist nicht mehr. Mir ist es, als wäre ein Lebensnerv in meinem Inneren durchschnitten.»[55] Ita Wegman hatte Karl König wesentlich geholfen, ihn auf den Weg gebracht, auch auf den Camphill-Weg nach Schottland. Wie die jungen Heilpädagogen an Pfingsten 1925, so wußte König von der realen Verbindung Ita Wegmans zu Rudolf Steiner, von ihrer Größe und Geistigkeit in der Weiterführung von dessen Werk, gerade auch dort, wo es dem behinderten Menschen schicksalfördernd zugute kommen sollte.

Der Seele Früchte
Sie reifen mir
Wenn Erdgesichte
Im Geiste dir
Ich senden kann

Mir scheinet dann
Vergangnes Sein
Im Feuer sich
Beglückend
In Form zu prägen
Die mich im Geisterhaus
Umkleidet

So nimm die Seelenhand
Es reicht sie dir
Mein Ich, das dein.
Und wirke, was mir lieb.

Es wird gewirket sein
Wie wenn mein eigen Selbst
Die Feder hätt geführt

Anmerkungen

1 Siegfried Pickert: *Ita Wegmans Wirken am Beginn der heilpädagogischen Arbeit.* In: Andreas Grunelius u.a. (Hrsg.): *Ita Wegmans Erdenwirken aus heutiger Sicht.* Arlesheim [2]1980, S. 61f. Hervorhebung v.V.
2 Ita Wegman: *An die Freunde.* Arlesheim [3]1986, S. 35.
3 Rudolf Steiner: *Ein Stück aus meiner englischen Reise.* In: Das Goetheanum. Heft 5/1923, S. 34.
4 Brief von Albrecht Strohschein an Rudolf Steiner. Rudolf Steiner Nachlaßverwaltung, Brief-Archiv.
5 Rudolf Steiner: *Die Konstitution der Allgemeinen Anthroposophischen Gesellschaft und der Freien Hochschule für Geisteswissenschaft.* GA 260a. Dornach [2]1987, S. 307.
6 Rudolf Steiner Nachlaßverwaltung, Brief-Archiv.
7 Ebd.
8 August Forel: *Die sexuelle Frage.* München 1913. Zit. n. Klaus Dörner: *Tödliches Mitleid.* Gütersloh [2]1989, S. 32.
9 August Forel: *Der Weg zur Kultur.* Leipzig 1924. Zit n. Klaus Dörner, a.a.O., S. 30.
10 Rudolf Steiner: *Heilpädagogischer Kurs.* GA 317. Dornach [7]1990, S. 189.
11 Ita Wegman-Archiv.
12 Ebd.
13 Zit. n. Emanuel Zeylmans van Emmichoven: *Wer war Ita Wegman. Eine Dokumentation.* 2. Band. Dornach [2]2000, S. 323.
14 Ita Wegman-Archiv.
15 Ebd.
16 Ebd.
17 Ebd.
18 Ebd.
19 Ebd.
20 11.3.1929, ebd.
21 Zit. n. Emanuel Zeylmans van Emmichoven, a.a.O., Band 2, S. 251f.
22 Ita Wegman-Archiv. Auch bei auftretenden Schwierigkeiten unter Ärzten handelte Wegman, wenn sie gefragt wurde, in dieser Weise: «Sie werden immer diese Antwort von mir haben, immer und immer wieder, daß man untereinander besprechen muß, welche Möglichkeiten da sind. Würden alle Menschen dieses ernstlich tun, dann würde alles viel besser gehen.» (21.10.1937, an Ludwig Engel.)
23 Ita Wegman, a.a.O., Hervorhebung v.V.
24 Ita Wegman-Archiv.

25 Ebd.
26 Ebd.
27 Ebd.
28 Ebd.
29 Ebd.
30 Ebd.
31 Ebd.
32 Ebd.
33 Ebd.
34 Ebd.
35 Rudolf Steiner: *Mantrische Sprüche. Seelenübungen II.* GA 268. Dornach 1999, S. 73.
36 An Fried Geuter. Ita Wegman-Archiv.
37 16.5.1932. Ita Wegman-Archiv.
38 Ebd.
39 Ebd.
40 An Fried Geuter. Ita Wegman-Archiv.
41 Ebd. Am 13.12.1931 hatte Werner Pache Gesprächsaussagen von Ita Wegman in seinem Tagebuch notiert: «Viele Menschen in Deutschland müssten *Warten* lernen und Dulden. Ganz Christ sein. Unsere Aufgabe sind keine Kriege mehr, sondern Christentum. (...) Sie habe direkt so ein Bild gesehen: Wenn man über Deutschland hinschaut, sieht man die Leute wieder auf den Pferden, mit Pferd und Wagen sich besuchen, übers Land reiten, oder zu Fuss.» Zit. n. Thomas Meyer: *«Vom Fortwirken der Weihnachtstagung». Werner Pache und Ita Wegman.* In: Zur anthroposophischen Heilpädagogik und Sozialtherapie. Heft 4, Dez. 1991, S. 24.
42 Ebd.
43 Brief vom 12.2.1933. Ita Wegman-Archiv.
44 Brief an Erich Kirchner vom 30.1.1934. Ita Wegman-Archiv.
45 Ita Wegman-Archiv.
46 Ebd.
47 Ebd.
48 Ebd.
49 Zit. n. Emanuel Zeylmans van Emmichoven, a.a.O., Band 1, S. 191ff.
50 Nora von Baditz: *Ascona.* In: *Erinnerungen an Ita Wegman,* herausgegeben vom Klinisch-Therapeutischen Institut Arlesheim. Arlesheim [1]1945, S. 66.
51 Ita Wegman-Archiv.
52 An Werner Pache. Ita Wegman-Archiv.
53 Ebd.
54 An Helene Eugster. 20.8.1942. Ita Wegman-Archiv.
55 Zit. n. Hans Müller-Wiedemann: *Karl König. Eine mitteleuropäische Biographie im 20. Jahrhundert.* Stuttgart 1992, S. 204.

3.
«Ich möchte in keines Menschen Freiheit irgendwie eingreifen»

Ita Wegman und die Ärzte

Und ich hoffe, daß wir jetzt
in gemeinsamer Arbeit uns alle
zusammenfinden können,
um uns gegenseitig zu fördern
und dahin zu streben,
dasjenige zu erreichen,
was Rudolf Steiner von uns
Ärzten erwartet hat.
(28.12.1927)

Dennoch, diese [Ärzte-]Gemeinschaft ist möglich. Diese Gemeinschaft muß in den Herzen derjenigen, die sich ehrlich anschließen wollen an die Heilpraktik des Goetheanums, ausgeübt werden. (...) Sie muß mit einem ganz bestimmten Bewußtsein diejenigen, die da im Sinne der Anthroposophie als Ärzte wirken wollen, verbinden mit dem Quell dieser Wirksamkeit hier am Goetheanum. Zu erstreben einen solchen Quell der Wirksamkeit hier am Goetheanum für das Medizinische, das ist das Sinnen und Trachten der Zusammenarbeit von Dr. Wegman und mir. Und nur in dem Sichanschließen an dasjenige, was hier Quell sein soll, nur in dem Bewußtsein der Zusammengehörigkeit kann eigentlich der Sinn dessen liegen, was Heiler mitnehmen aus dem Medizinischen Kurs an der Medizinischen Sektion am Goetheanum: reales Zusammengehörigkeitsgefühl mit demjenigen, was von dem angedeuteten Zentrum ausgehen soll. Und so darf ich wohl am Schluß gerade zu Euch, meine lieben Freunde, sagen: Suchet den Weg, der in diesem Sinne den Zusammenschluß der praktischen Ärzteschaft darstellt. Ihr werdet ihn finden. Und es wird unsere Sorge am Goetheanum sein, daß Ihr ihn findet.[1]

Liebe Freunde,

heute vor 77 Jahren sprach Rudolf Steiner diese Worte, am 18. September des Jahres 1924, am Ende seines Kurses für Priester und Ärzte, in einer letzten Ansprache an die versammelte anthroposophische Ärzteschaft.

«Dennoch, diese Gemeinschaft ist möglich» – wir wollen heute abend abschließend Ita Wegmans unbedingten Willen betrachten, diese Ärztegemeinschaft zu ermöglichen und ihre ständige Sorge des Nicht-Gelingens. In dieser Betrachtung werden wir auch auf die zahllosen und im Grunde unüberwindbaren Hindernisse stoßen, die ihrem Versuch entgegenstanden – die schon zu Lebzeiten Rudolf Steiners vorhandene, nach seinem Tode aber vehement gesteigerte Zersplitterung der anthroposophischen Ärzteschaft; die Nicht-Akzeptanz der Person und Position Ita Wegmans, die schrittweise Verhinderung ihrer Arbeit als Vorstandsmitglied und Sektionsleiterin ab 1925, ihre Absetzung und *Ersetzung* durch vier ärztliche Kollegen, schließlich der Faschismus und der Krieg. Wir wollen diesen Prozessen heute abend, an diesem 18. September des Jahres

2001, etwas nachgehen, keineswegs systematisch oder gar vollständig, sondern suchend, auswählend.

Wir wollen dies auch in dem Bewußtsein tun, daß der Frage der *ärztlichen* Gemeinschaftsbildung offensichtlich eine besondere Bedeutung innerhalb der anthroposophischen Medizin zukommt – Rudolf Steiner setzte bei den Ärzten an, unterstützte diese Berufsgruppe wie keine andere, sah in ihr ganz offensichtlich das entscheidende Moment für alle künftigen Entwicklungen. Ita Wegman war kein Mensch mit elitärem ärztlichen Habitus; ihre Krankenschwestern, Therapeuten und Helfer standen ihr weitaus näher als die überwiegende Anzahl ihrer Kollegen. Dennoch versuchte sie, den wohl bis heute uneingelösten Auftrag Rudolf Steiners nach besten Kräften auszuführen.

Auch im Verlauf dieses dritten und abschließenden Vortrages werden wir uns erneut dem Wesen dessen annähern, was Ita Wegman mit Rudolf Steiner als eine «medizinische Sektion» verstand – ein Verständnis, in dem ihr kaum jemand von ihren Freunden und Kollegen zu folgen vermochte, was Folgen hatte. Eine «Sektion», deren spirituelle Substanz Rudolf Steiners *Verbindung* mit Ita Wegman war und blieb, auch nach Steiners Tod am 30. März 1925.

Etwas über ein Jahr zuvor, kurz vor dem Beginn der Karma-Kurse, hatte Steiner einmal in einer Vortragsparenthese die wirklichen Umstände einer solchen Verbindung beschrieben. Dort hieß es:

> *Wenn also beim Menschen die Initiation eintritt, dann erlebt er nicht nur den anderen Menschen, mit dem er karmisch verknüpft war, in der Art, daß er sich sagt: er wirkt auf meinen Willen, er wirkt in meinem Willen –, sondern er erlebt den anderen Menschen tatsächlich persönlich in sich. Und tritt einer, der initiiert ist, einem anderen Menschen, mit dem er karmisch verbunden ist, entgegen, dann ist dieser andere Mensch so in ihm mit einer selbständigen Sprache, mit selbständigen Äußerungen und Offenbarungen, daß der aus ihm spricht, wie sonst ein Mensch, der neben uns steht, zu uns spricht. Was also sonst nur gefühlt wird im Willen, die karmische Verbindung, die tritt für den Initiierten so auf, daß der andere Mensch aus ihm redet, wie sonst ein neben ihm stehender Mensch. So daß also für den mit Initiationswissenschaft Ausgestatteten das karmische*

Gegenübertreten bedeutet: der andere Mensch wirkt nicht nur auf seinen Willen, sondern er wirkt in ihm so stark, wie sonst ein neben ihm stehender Mensch.[2]

Der Seele Früchte
Sie reifen mir
Wenn Erdgesichte
Im Geiste dir
Ich senden kann

Mir scheinet dann
Vergangnes Sein
Im Feuer sich
Beglückend
In Form zu prägen
Die mich im Geisterhaus
Umkleidet

So nimm die Seelenhand
Es reicht sie dir
Mein Ich, das dein.
Und wirke, was mir lieb.

Es wird gewirket sein
Wie wenn mein eigen Selbst
Die Feder hätt geführt

*

So gerne möchte ich mal einen kleinen Besuch machen, aber vorläufig wird es noch nicht so schnell gehen, weil in der nächsten Woche die Reise nach England stattfinden soll. Am liebsten möchte ich nicht mit nach England, aber Sie wissen, es ist nicht gut sich jetzt ferne zu halten, weil der Kontakt mit den Menschen so viel bedeutet, und das ist das einzige, was eigentlich meine Kraft ist, worin ich etwas geben kann, wenn ich mit den einzelnen Menschen mich verbinden kann. Auf der Hinreise nach London müssen Dr. Vreede und ich noch einige Tage in Paris die Tagung mitmachen. In Hamburg war eine ausgezeichnete Stimmung so wie auch in Holland. Ich glaube der Norden wird gut. Jetzt habe ich Einladungen für Essen, Bochum und Dortmund um Klassenstunden zu halten und gute Berichte kommen von dort. Sie liebe Dr. Walter habe ich schon sehr entbehrt, ich bin doch mit meinem Artikel für die Zeitschrift beschäftigt; alles ist in meinem Kopf klar und fertig da, aber Ihre Hand und Hilfe in der Sprache fehlen mir. (...)
Der Vortrag von Schickler, den er hat halten können auf Verantwortung der medizinischen Section, ist sehr gut gewesen. Zum ersten Mal wurde da gesprochen von den Beziehungen, die da bestehen zwischen den sieben freien Künsten und der Heilkunst. Und so ist der bedeutungsvolle Schritt getan. Möge ich selber genügende Kraft und genügende Hilfe haben, dieses in der medizinischen Section aufzubauen; aber ich muß oft verzweifeln, da weder Geld noch Menschen da sind, kein Geld für das Notwendigste und keine Menschen für das Einfachste. Trotzdem müssen wir mutig vorwärts gehen, es hilft alles nichts.[3]

Eine Briefpassage aus Wegmans ersten Jahren als Leiterin der Medizinischen Sektion, eine Skizze ihrer Tätigkeiten, ein Bericht an ihre hochgeschätzte erste ärztliche Mitarbeiterin, Dr. Hilma Walter. *«Das ist das einzige, was eigentlich meine Kraft ist, worin ich etwas geben kann, wenn ich mit den einzelnen Menschen mich verbinden kann ...»* Keine großen, aber ungeheuer ernst gemeinte Worte – Ita Wegman versuchte in diesen Jahren unablässig durch Reisen und Vorträge, durch medizinische Tagungen, durch eine weiträumige Korrespondenz und durch die Herausgabe einer medizinischen Zeitschrift ein Gemeinschaftsbewußtsein innerhalb der medizinischen Bewegung anzuregen, namentlich unter den Ärzten, die von jeher gewohnt waren, selbständig und alleine zu arbeiten. Zugleich war sie bestrebt, ihre Klinik in Arlesheim, von der Rudolf Steiner einst als von einem *«mustergültigen Institut»* gesprochen hatte, weiter qualitativ im Sinne eines wirklichen einenden Bezugspunktes auszubauen. Arlesheim sollte eine vorbildliche Therapie-, Forschungs- und Ausbildungsstätte werden; hierfür schuf Wegman die inneren und äußeren Voraussetzungen, wozu auch gehörte, daß sie alle besonders talentierten anthroposophischen Ärzte, Wissenschaftler und Künstler anzuziehen bestrebt war. Einer von diesen Menschen war ein junger, einfallsreicher Chemiker mit dem Namen Rudolf Hauschka, der sich bis zu Wegmans entschiedener Intervention mit der kommerziellen Vertreibung von Haifischhäuten abgemüht hatte. Ihm schrieb Wegman am 29. Januar 1929 unter anderem:

> Durch Ihre Frau bin ich immer auf dem Laufenden gehalten über Ihre Tätigkeit in London. Es läßt mich der Gedanke nicht in Ruhe, daß Sie doch auf alle Fälle mit uns und hauptsächlich mit mir zu arbeiten haben, und immer klarer steigt das in mir auf, daß ich nichts unversucht lassen soll, dieses zu verwirklichen. Ich kann mir nicht denken, daß wir durch die Haifischgeschichte irgendwie etwas erreichen werden. Sie hat bis jetzt kein Glück gebracht und wird es auch in Zukunft nicht bringen. Nun hörte ich davon, daß Sie eventuell nach Corsika fahren sollten, um dort Laboratorien einzurichten, ohne dafür ein Gehalt zu empfangen. Ich muß Ihnen wirklich sagen, ich rate Ihnen energisch von allen diesen Dingen ab. Geben Sie lieber mit vollem Mut Ihre volle Arbeitskraft an uns. Nun habe ich folgenden Vorschlag zu machen. Das Gegebene ist, daß Sie hierher kommen, weil Ihre Frau und Ihre Kinder sowieso schon da sind und wir werden dann versuchen, in unserem Laboratorium die Medikamente alle nochmals tüchtig durchzunehmen, sowie auch manche andere Versuche, die für uns wichtig sein könnten.[4]

Diesem, einem Befehl nahekommenden Vorschlag *(«Das Gegebene ist, daß Sie hierher kommen»)* vermochte sich Hauschka ebensowenig zu entziehen wie Karl König oder Werner Kaelin den entsprechenden Werbebriefen von seiten Ita Wegmans ... So erweiterte sich Arlesheim kontinuierlich – aber nicht nur Arlesheim. Ita Wegman initiierte oder unterstützte neue Klinikgründungen (in Gnadenwald, Den Haag und Ascona) und ließ therapeutische Zentren in Großstädten entstehen (wie in Berlin und London), mit deren Ärzten sie in engem Austausch war. Immer wieder sandte sie ihre eigenen Klinikärzte an verschiedene Orte, korrespondierte im übrigen mit zahlreichen Kollegen und sandte diesen auf Anfrage umfangreiche und ausgesprochen detaillierte Therapieempfehlungen und Ratschläge für einzelne Patienten. So entstand die erste Stufe eines gemeinschaftlichen Bewußtseins oder zumindest eines gemeinsamen Willens unter einigen Ärzten, was freilich Wegmans vorsichtige Kritik und einfühlsam vorgebrachte Korrekturen am therapeutischen Vorgehen der jüngeren Kollegen durchaus beinhalten konnte. Nach der Rückkehr von einem Besuch in den Gnadenwalder Kuranstalten hieß es beispielsweise in einem pragmatischen Brief an den dortigen Arzt Norbert Glas:

> Ich habe noch vergessen, mit Ihnen über Herrn Baron A. zu sprechen. Er sprach mir davon, daß der Chefarzt im Spital, wo er operiert wurde, ihn gern geröntgt hätte und daß Sie ihm davon abgeraten haben. Nun macht es mir den Eindruck, als ob es für Baron A. recht schwierig war, aus diesem Dilemma herauszukommen. Er hat das größte Vertrauen zu uns, will also sich nicht ohne weiteres röntgen lassen, hat aber auch Vertrauen zu dem Chirurgen und findet es unangenehm, sich ganz von ihm loszutrennen. Es ist ja natürlich schon eine ziemlich große Verantwortung, wenn wir von uns aus ihm raten, sich nicht röntgen zu lassen und es könnte den Spitalarzt sehr verschnupfen. Am besten wäre es vielleicht, so habe ich es mit Baron A. verabredet, daß wir noch einmal einen eingehenden Krankheitsbericht bekommen und Sie, lieber Dr. Glas, persönlich vielleicht einmal den Chirurgen fragen, was er von einer Röntgenbehandlung erwartet. Wir müssen doch in diesem Fall recht vorsichtig sein, daß nicht später eine Verschlimmerung auf uns geschoben wird, weil wir davon abgeraten haben. Ich halte nicht viel von dem Röntgen, aber wenn man nicht umhin kann, glaube ich doch nicht, daß ein einmaliges Röntgen allzu weitgehende Folgen haben kann. Sehr oft empfinden die Patienten es unangenehm und wollen von selber ein zweites und drittes Mal sich nicht weiter röntgen lassen. (12.9.1928[5])

Hinsichtlich der von ihr mitgeteilten Heilmittelhinweise legte Wegman stets großen Wert darauf, in der anthroposophischen Ärzteschaft wenigstens anfänglich ein Bewußtsein dafür anzuregen, daß die von ihr weitergegebenen medikamentösen Ratschläge in ihrer inneren Verbindung mit Arlesheim und damit mit jener Stätte zu sehen sind, an der Rudolf Steiner vermächtnishaft wirksam geworden war. Die Heilmittel, so Wegman, durften weitergegeben und damit von anderen weiterverwendet werden – aber nur dann, wenn dies im Wissen um ihre Herkunft und damit im Wissen um Rudolf Steiners Intentionen geschah, die in Arlesheim und durch die Zusammenarbeit mit ihr deutlich geworden waren. Unzufrieden und sehr deutlich schrieb sie in dieser Hinsicht einmal an ihren Kollegen Hermann Liebert, der in Kreuzlingen am Bodensee in einem Kurhaus arbeitete und den Wegman oft beriet:

> Durch Dr. Kaelin hatte ich die Gelegenheit, in einem Rundbrief Einsicht zu nehmen, den die Schweizer Ärzte sich untereinander geschickt haben und wo therapeutische Angaben mitgeteilt wurden, die wie ich gesehen habe, von Ihnen und auch von anderen mitgeteilt worden sind, und von hier stammen, ohne daß dies zum Ausdruck kam. Ich meinerseits habe aber doch die Pflicht, dafür Sorge zu tragen, daß die Intentionen von Dr. Steiner nicht durchkreuzt werden und seine Impulse, die er für die Therapie gegeben hat, nicht verflachen. Dies würde aber unweigerlich geschehen, wenn man nicht daran festhalten wollte, daß die therapeutischen Anregungen immer wieder <u>von hier aus</u> geschehen. Und ich glaube, Sie selbst haben sich davon überzeugen können, daß wir immer bemüht sind, auf therapeutische Fragen der Ärzte so weit als möglich Ratschläge zu geben. So werden Sie meine Bitte gewiß auch richtig verstehen. (30.10.1929[6])

Ita Wegman beriet ihren Kollegen Hermann Liebert auch in den folgenden Jahren weiter – großzügig und sorgsam. Und auch als er selbst erkrankte, gab sie ihm medikamentöse Ratschläge, die weiterführend waren …

Dr. Liebert war indes nicht der einzige anthroposophische Arzt, dem Ita Wegman von ferne half. Vielmehr kümmerte sie sich mit Liebe, Hingabe und Einsatz um die gesundheitliche Kräftesituation von zahlreichen ihrer Kollegen, die in diesen Jahren häufig bis zur völligen Erschöpfung arbeiteten. Sie nahm wahr, wenn die einzelnen nicht mehr konnten, und hatte dann oft originelle und in verschiedener Hinsicht heilsame Regenerations-Vorschläge bereit:

Ich habe lange darüber nachgedacht, wie hier zu helfen ist, weil ich doch wirklich auch Verständnis habe für die innere Not, die aus Ihrem Brief herausklang. Es ist auch nicht gut gewesen, immer am gleichen Ort zu sein ohne ein Ausspannen und ohne andere Eindrücke zu haben. – Nun möchte ich Ihnen folgenden Vorschlag machen: wollen Sie nicht einmal hierherkommen, sei es allein, sei es mit Frau und Kind, sich gründlich erholen, und wenn Sie erholt sind, einmal hier an demjenigen arbeiten, was Ihnen Freude macht? Es gibt hier doch so viele Spezialitäten, die man sich aneignen kann: die Behandlung der Augenkrankheiten von Dr. Knauer, die Krebslaboratorien, die interessanten Stoffwechsel-Untersuchungen von Dr. Suchantke, die Heileurythmie, die jungen Mediziner, die jetzt vom 2.–10. März hier einen Kurs haben werden, wobei auch George Kaufmann aus London über die Geometrie im ätherischen Raum sprechen wird mit praktischen Übungen und wo über Physiologie, Entstehung und Metamorphose der menschlichen Organe und Knochen auf anthroposophischer Basis gearbeitet wird. Und auch die innerlichen Untersuchungen bei Frauenkrankheiten können wir mit Ihnen, weil Dr. Kaelin und ich eine Spezialbildung darin haben, üben. Während ich so schreibe, sehe ich ein so schönes Bild vor mir, daß ich wirklich selber begeistert bin und nur hoffe, daß Sie dazu kommen werden. (...) Was [schließlich] Ihre Sehnsucht nach alter Kultur betrifft, so ist diese auch hier zu finden. Der ganze elsässische Zug von 900 hat sich hier abgespielt, die heilige Odilie und alles was damit zusammenhängt. – Die Ärzte hier sind sehr erfreut bei der Idee, daß Sie kommen werden und daß dadurch auch für sie ein neues Element da sein wird. (An Edmund Drebber, 9.2.1933[7])

So stand sie ihren Kollegen nach Kräften bei, in wahrhaft vorbildlicher Gesinnung. Manch einen vermochte sie auf diese Weise nicht nur zu stärken, sondern sie trug auch wesentlich dazu bei, daß der ärztliche Kollege seinem beruflichen Wirkensfeld nicht untreu wurde und gegen allen Widerstand weiter vollgültig für die praktische anthroposophische Medizin eintrat. Als der geniale Arzt und ehemalige «Jungmediziner» Kurt Magerstädt ihr im Februar 1929 einmal mitteilte, er denke daran, seine Praxis in Jena aufzugeben und an einer Schule tätig zu werden, antwortete sie ihm postwendend:

Ihren Brief habe ich erhalten und verstehe natürlich sehr gut, daß Sie gern einmal eine Veränderung haben möchten. Auf der anderen Seite fände ich es aber sehr schade, eine so ausgedehnte Praxis aufzugeben, solange nicht ein richtiger Ersatz da ist. Wenn Sie an eine Schule gehen wollen, so würde sicherlich Hannover wohl der geeignete Platz sein, aber eigentlich könnte es sich dabei doch wohl nur um eine vorübergehende Sache handeln, weil ich mir schon nicht denken kann, daß Sie aufhören sollten, als praktischer Arzt tätig zu sein, wo Sie doch die allerbesten Fähigkeiten gerade für die praktische ärztliche Tätigkeit haben. (16.2.1929[8])

Auf diese Weise gewannen viele neuen Mut und wirkten weiter – *«dennoch, diese Gemeinschaft ist möglich ...»*.

Eine im engeren Sinne ärztliche Gemeinschaftsbildung praktizierte Ita Wegman auch innerhalb des Kollegiums der Klinik. Auch hier sandte sie wiederholt und mitunter gegen deren Willen ihre Kolleginnen – Hilma Walter, Margarete Kirchner-Bockholt und Madeleine van Deventer – in Urlaub, übernahm dann deren Patienten und arbeitete noch mehr als zuvor. War sie selbst dagegen auf Vortrags-, Tagungs- oder später auch Erholungsreisen, so schrieb sie oft herzliche Dankesbriefe für die von den anderen wahrgenommenen ärztlichen Mehraufgaben. So hielt sie einmal einen wichtigen Vortrag in London und formulierte am Tag danach die folgenden Zeilen an Madeleine van Deventer:

Gott sei Dank ich habe jetzt alles hinter mir. Gestern abend war der Vortrag, und ich glaube dass er eingeschlagen hat. Das Christliche ist doch das, was die Menschen nötig haben. Dadurch, dass ich Christliches verband mit den alten Mysterien mit dem Mysterium der Geburt (Hertamysterien) und dem Mysterium des Sonnenhelden der nach 3 J. unbedingt sterben musste, weil er noch nicht den Christus in sich aufnehmen konnte und dann später im M. v. G. [Mysterium von Golgatha] die Überwindung des Todes durch den Sonnenhelden Jesus, der den Christus in sich hatte, konnte ich auch diejenigen befriedigen, die dem Christentum weit standen, wie viele alte Anthroposophen, wie Lehrs, Hahn, sogar Kolisko. Ich bin ganz beglückt, dass es mir gelungen ist, weil es für die ganze anthrop. Bewegung in England wesentlich ist. Es ist mir, als ob alle schlechten Geister weggejagt sind. (...)
Es war gestern abend ein schönes Erlebnis; und deshalb fühle ich mich gedrängt Ihnen zu schreiben um zu danken, dass Sie durch das Opfer,

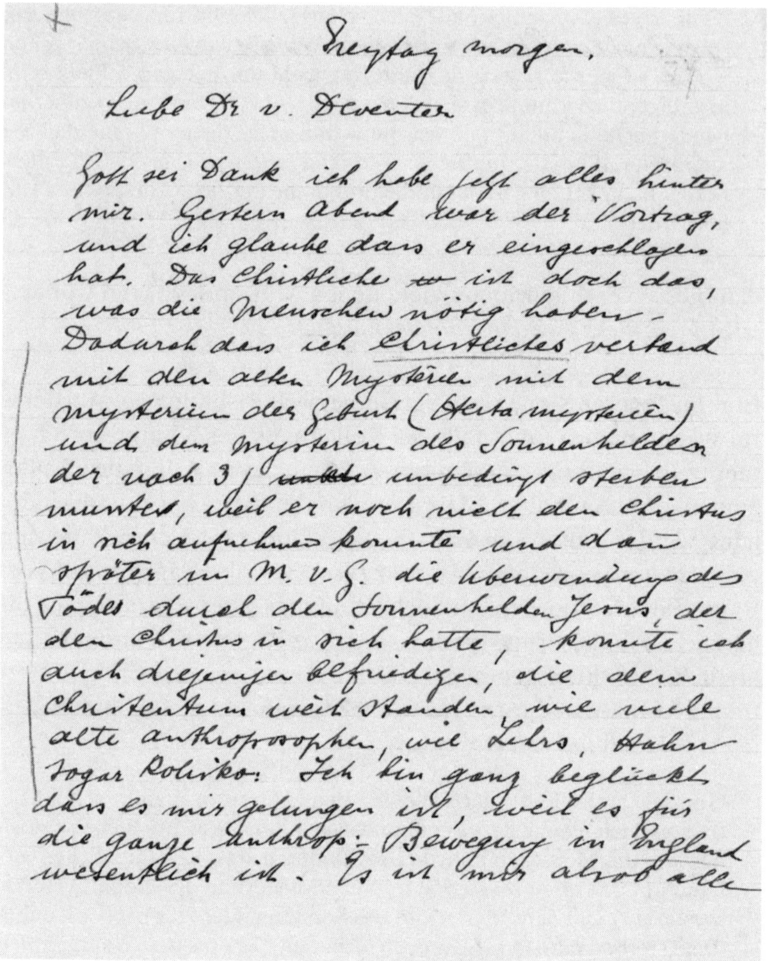

Freytag morgen.

Liebe Dr v. Deventer

Gott sei Dank ich habe jetzt alles hinter mir. Gestern abend war der Vortrag, und ich glaube dass er eingeschlagen hat. Das Christliche so ist doch das, was die Menschen nötig haben. – Dadurch dass ich Christliches verband mit den alten Mysterien mit dem Mysterium der Geburt (Hertamysterien) und dem Mysterium des Sonnenhelden der nach 3 j ~~[illegible]~~ unbedingt sterben musste, weil er noch nicht den Christus in sich aufnehmen konnte und dann später im M. v. G. die Überwindung des Todes durch den Sonnenhelden Jesus, der den Christus in sich hatte, konnte ich auch diejenigen befriedigen, die dem Christentum weit standen, wie viele alte Anthroposophen, wie Lehrs, Hahn sogar Kolisko. Ich bin ganz beglückt dass es mir gelungen ist, weil es für die ganze anthrop. Bewegung in England wesentlich ist. Es ist mir also alle

mehr Arbeit auf sich zu nehmen, mir diese Möglichkeit gegeben haben. Wie leicht hätte es passieren können, dass ich mich zurückgezogen hätte, alles wirkte mit, dass ich dieser Schwäche verfallen wäre. Ein Wort von Ihnen, und ich wäre nicht gegangen. Ich wartete beinahe darauf. Und Sie haben dieses Wort nicht ausgesprochen. Das war gross von Ihnen, so haben Sie mir geholfen, dasjenige zu tun was ich tun musste. Wie geht es Ihnen allen?[9]

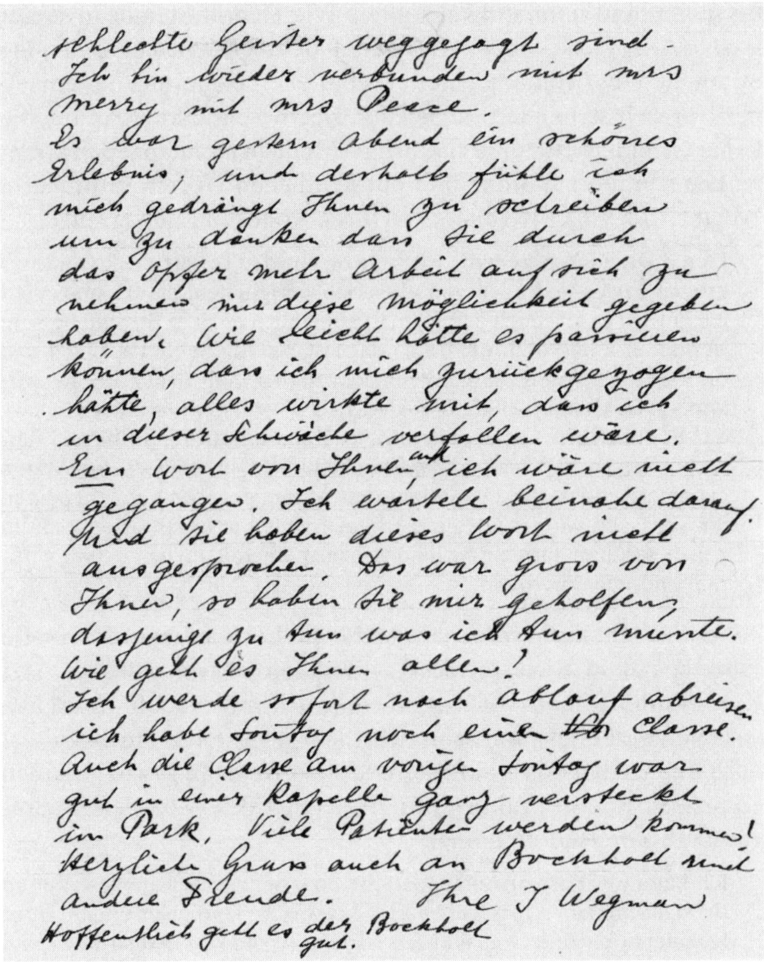
schlechte Geister weggejagt sind.
Ich bin wieder verbunden mit Mrs
Merry mit Mrs Pease.
Es war gestern abend ein schönes
Erlebnis, und deshalb fühle ich
mich gedrängt Ihnen zu schreiben
um zu danken dass Sie durch
das Opfer mehr Arbeit auf sich zu
nehmen mir diese Möglichkeit gegeben
haben. Wie leicht hätte es passieren
können, dass ich mich zurückgezogen
hätte, alles wirkte mit, dass ich
in dieser Schwäche verfallen wäre.
Ein Wort von Ihnen und ich wäre nicht
gegangen. Ich wartete beinahe darauf.
Und Sie haben dieses Wort nicht
ausgesprochen. Das war gross von
Ihnen, so haben Sie mir geholfen,
dasjenige zu tun was ich tun musste.
Wie geht es Ihnen allen?
Ich werde sofort nach Ablauf abreisen
ich habe Sonntag noch einen Classe.
Auch die Classe am vorigen Sonntag war
gut in einer Kapelle ganz versteckt
im Park. Viele Patienten werden kommen!
Herzliche Grüsse auch an Bockholt und
andere Freunde. Ihre I Wegman
Hoffentlich geht es der Bockholt gut.

Das kollegiale Zusammenwirken mehrerer Ärzte konnte indes nicht auf die Klinikarbeit beschränkt bleiben – wenngleich dort eine erste und vielleicht ebenso vorbildliche wie ausstrahlende Realisierung finden. Ita Wegman sah ein zentrales Zukunftsziel vielmehr darin, daß mehrere niedergelassene anthroposophische Ärzte in einer Stadt oder in einer Gegend sich ergänzen, gegenseitig tragen und unterstützen sollten. Wie Rudolf Steiner in seiner letzten Ansprache vor der Ärzteschaft deutlich gemacht hatte, ging es um die Überwindung jener existentiellen Isolierung des einzelnen, für sich stehenden, zugleich in sich beschränkten Arztes, die keine Grundlage für eine zukünftige Medizin mehr abgeben konnte. Ganz in diesem Sinne und mit deutlichen Worten formulierte Wegman am 20.9.1928 einmal an ihren Kollegen Ludwig Engel:

> Durch Dr. Suchantke habe ich viel von Breslau gehört, auch von Ihrer großen Praxis und auch von allen Schwierigkeiten, die da sind. Vielleicht wird es uns doch gelingen, so allmählich auch in Breslau bessere Verhältnisse hervorzurufen, aber dazu ist es nötig, lieber Dr. Engel, daß die Ärzte unbedingt gut miteinander stehen, um dadurch eine wirkungsvolle Gemeinschaft zu bilden, in der dann der Geist des Heilens, der Raphaelgeist, der in dem jetzigen Zeitalter auch mit Michael sehr verbunden ist, sich wirksam äußern kann. Nur so, wenn es uns Ärzten gelingt, alles das, was Dr. Steiner den Ärzten gegeben hat, lebendig in uns zu tragen, wird es uns auch gelingen, nicht nur kranke Menschen zu heilen, sondern auch ein heilendes Prinzip überall um uns, wo wir wirksam sind, zu verbreiten.[10]

Als der von ihr ausgesprochen geschätzte Ludwig Engel dann viele Jahre später in Kent Terrace/London gemeinsam mit dem Arzt Karl Nunhöfer und vorübergehend auch mit Rudolf Hauschka zusammenarbeitete und zahlreiche Schwierigkeiten – nicht zuletzt auch finanzieller Art – auftraten, schrieb Wegman gewissermaßen ergänzend und in praktizierter Auslegung des «Sozialen Hauptgesetzes» von Rudolf Steiner:

> Ich kann mir gut vorstellen, daß Sie eine Sehnsucht haben, so wie in Breslau ganz zu verfügen über alles das, was Sie verdienen, um mit Ihrer Familie allein zu leben. Würden wir alle so denken und so tun, dann würde niemals etwas zustande gebracht worden sein, um die anthroposophische Bewegung, hier in diesem Fall das Medizinische, weiterzubringen. Nur durch Opferarbeit kann man das Geistige herunterholen und dieses Geistige verbinden mit dem, was auf dem physischen Plan geschehen muß. Wenn Sie, Nunhöfer und Hauschka sich einmal zusammensetzen würden, um miteinander zu beraten, wie die Geldverhältnisse untereinander verteilt werden können, was jeder nötig hat pro Woche und das dann in Zusammenklang bringen mit dem, was das Haus nötig hat, damit es bestehen kann und auch repräsentativ sich

zeigt, dann kann man festlegen, wieviel pro Woche Dr. Nunhöfer haben kann und wieviel pro Woche Sie und Ihre Frau aus den Laboratorien haben können. (...) Es müßte dieses unter Ihnen dreien festgelegt werden und mit dem in Zusammenklang gebracht werden, was das Haus tragen kann. Das ist natürlich, lieber Dr. Engel, wohl noch ein Opfer, aber vergessen Sie nicht, daß wir alle solche Opfer gebracht haben und immer noch bringen, aus geistigen Notwendigkeiten heraus. (1.4.1937[11])

Wohl im tiefsten Sinne gemeinschaftsbildend versuchte Ita Wegman durch das Abhalten der esoterischen Klassenstunden zu wirken – in den heilpädagogischen Heimen, in Holland bei Dr. Zeylmans van Emmichoven und an vielen anderen Orten. In der Fortführung der Intention Rudolf Steiners bemühte sie sich darum, bei anderen, insbesondere aber bei ihren ärztlichen Kollegen, Aufwachprozesse für die Schicksalsdimension des eigenen Wesens anzuregen. Wenn sie an Hilma Walter schrieb: *«Das ist das einzige, was eigentlich meine Kraft ist, worin ich etwas geben kann, wenn ich mit den einzelnen Menschen mich verbinden kann»,* so ist dies durchaus in diesem spirituellen, karmischen Sinne zu verstehen. Auch ihre Anregung zu einer großen gemeinsamen Schiffsreise zu den Mysterienstätten Griechenlands und Kleinasiens, die trotz Eugen Koliskos begeisterter Reaktion («Darf ich Sie bitten, daß Sie darüber recht bald entscheiden, damit wir diese <u>allerwichtigste</u> Sache recht gut vorbereiten können! Ich bin davon ganz begeistert, besonders wenn Samothrake auch mit dabei ist. Denn ich bin überzeugt, daß sich auf dieser Fahrt ungeheuer Wichtiges für uns ergeben wird. Es drängt jetzt so viel herein aus der geistigen Welt. Man kann es an vielem merken. Es ist nur Liebe und Mut, was wir brauchen.»[12]) aber nie zustande kam, ihr eindrucksvoller Ephesus-Vortrag zur Eröffnung des zweiten Goetheanums und auch das mit Walter Johannes Stein gemeinsam verfaßte Persephone-Spiel für das «Kamp de Stakenberg» sollten in diese Richtung wirken.

Im geschichtlichen Rückblick jedoch entsteht der deutliche Eindruck, daß Ita Wegman bei den meisten Menschen ihrer Umgebung nicht wirklich durchdringen konnte. Die erhofften Prozesse blieben weitgehend aus, hatten zumindest keine nachhaltig sozialgestaltende Kraft.

Schwer tat sich Ita Wegman auch mit der von Anfang an ausgesprochen divergenten Zusammensetzung der anthroposophischen Ärzteschaft als ganzer – so wagte sie offensichtlich erst Ende Dezember 1927 und damit immerhin drei volle Jahre nach ihrem Antritt als Sektionsleiterin, eine erste allgemeine Medizinertagung abzuhalten. Ihrem Kollegen Kurt Magerstädt empfahl Wegman dabei frühzeitig, die ehemalige «Jungmediziner»-Gruppe bereits am Vortag des Treffens zu versammeln; noch zwei Wochen vor Beginn der Zusammenkunft erläuterte sie ihm in einem weiteren und etwas ausführlicheren Brief diese ihre Intention:

> Es werden (...) schon die Ärzte kommen, die kommen wollen und wir werden dann alle gemeinschaftlich alle Fragen behandeln, die im medizinischen Gebiet zu behandeln sind. Es ist meine Absicht, da mehr menschlich zusammenzukommen und weniger große Vorträge halten zu lassen, sondern mehr, daß jeder die Gelegenheit hat, von seiner Arbeit zu erzählen und die Fragen anzuschneiden, die ihn beschäftigen. Wenn ich auch die jungen Mediziner gern einmal zusammen gehabt hätte, so ist dies nicht deshalb, um eine Trennung zwischen jung und alt stattfinden zu lassen, das ist nicht irgendwie meine Absicht, sondern um dem Kreis, der einmal zusammen war, wieder einmal die Möglichkeit zu geben, sich zu äußern. Aber das kann ebenso gut auch gemeinschaftlich gehen, weil doch auf medizinischem Gebiet alle die gleiche Sehnsucht haben, das ist Menschen heilen zu wollen und das ist doch dasjenige, was alle zusammen verbindet. (14.12.1927[13])

In ihrer bemerkenswerten, die Tagung eröffnenden Ansprache versuchte Ita Wegman dann, einige der sachlich retardierenden Momente für ein solch spätes Zusammenkommen aufzuzeigen («So brauchte man Zeit, um hineinzuwachsen in die Methodik, Zeit, um die Heilmethode selbst so in sich reifen zu lassen, um auf eigenen Füßen stehen und vorwärts gehen zu können»[14]), und überging dabei weitgehend die vorhandenen menschlichen Schwierigkeiten. Ganz offensichtlich war ihr alles daran gelegen, einen Raum für eine aufgabenzentrierte Aussprache zu schaffen und an primär *therapeutischen* Fragestellungen zu arbeiten, die allen Ärzten nahegehen mußten – ein Bereich der Medizin, wo jeder der Erfahrungen des anderen bedurfte und in dem sich jeder dem anderen verbunden wissen konnte. *(«Aber das kann ebenso gut auch gemeinschaftlich gehen, weil doch auf medizinischem Gebiet alle die gleiche Sehnsucht haben, das ist Menschen heilen zu wollen und das ist doch dasjenige, was alle zusammen verbindet.»)* Am Ende ihres Einleitungsreferates sagte sie mit zukunftsgewandten, wenngleich ungewohnt vorsichtig-tastenden Worten:

> Und ich hoffe, daß wir jetzt in gemeinsamer Arbeit uns alle zusammenfinden können, um uns gegenseitig zu fördern und dahin zu streben, dasjenige zu erreichen, was Rudolf Steiner von uns Ärzten erwartet hat. Sollte dieses Zusammensein der erste Schritt dazu sein können, so wäre mir das eine große Freude.[15]

Aus Sicht Ita Wegmans war die Tagung erfolgreich und ein wirklich erster Schritt. Es gelang zumindest teilweise, einen breiten und fundierten Austausch über die vorliegenden Heilmittel-Erfahrungen – insbesondere im Bereich der Krebsbehandlung – durchzuführen und eine intensivere Zusammenarbeit zu vereinbaren, die sich dann auch abzuzeichnen begann. So hieß es in einem Brief Wegmans an den in Amerika tätigen anthroposophischen Arzt Christopher Linder im Frühjahr 1928:

> Wie fruchtbar unsere Ärzte-Zusammenkunft zu Weihnachten verlaufen ist, haben Sie gewiß gehört und dadurch ist die Zusammenarbeit mit unseren Ärzten draußen auch noch wesentlich konzentriert worden. Dies macht sich auch immer mehr und mehr bemerkbar.[16]

Trotz dieser anfänglich positiven Entwicklungen auf sachlichem Felde aber tat sich Wegman in den Folgejahren weiter schwer, den von ihr verinnerlichten, praktizierten und in jeder Hinsicht tragenden Begriff der «medizinischen Sektion» ihren ärztlichen Kollegen hinlänglich zu verdeutlichen. Wie bereits wiederholt betont, arbeitete sie im Bewußtsein ihres Zusammenhanges mit Rudolf Steiner; ihr eigenes «Wesen» war mit dem Wesen der Medizinischen Sektion in spiritueller Hinsicht unlösbar verbunden. Es ist wohl nicht davon auszugehen, daß Ita Wegman die damit zusammenhängenden Fragen vor ihrem Brief an Werner Pache vom Sommer 1942 auch nur irgendeinem der Ärzte hinreichend erläutert hat – erläutern konnte oder wollte. Die gestern zitierten, erst acht Monate vor ihrem Tode gefallenen Aussagen lassen vielmehr erkennen, daß sie selbst seit dem 30. März 1925 mit der Frage nach der persönlichen Gesamtverantwortung für das vielfältige Wirken der Medizinischen Sektion ununterbrochen umging und oft gegen ihre eigene Überzeugung freilassend handelte, um niemanden vor den Kopf zu stoßen. Gleichwohl machte sie wohl verschiedene Versuche, bei den ihr sehr nahestehenden ärztlichen Kollegen ein Bewußtsein für diese Schicht des Sektionsbegriffes beziehungsweise diese spirituelle Dimension der mit ihr selbst und damit Rudolf Steiner verbundenen Sektions-Aktivitäten anzustoßen. So schrieb sie am 7. Januar 1930 an den befreundeten Kollegen Willem Zeylmans van Emmichoven:

> Nachdem Sie wegwaren, habe ich noch viel darüber nachgedacht, wie eigentlich die Medizinische Sektion durchzuführen ist und was man von mir erwartet. Da kam ich auch dann darauf, dass Sie mich gefragt haben, ob ich damit einverstanden wäre, dass zu Ostern in Holland eine medizinische Veranstaltung stattfindet. Nun habe ich recht intensiv darüber nachgedacht, ob es möglich ist, dass von irgend einem Institut medizinische Veranstaltungen arrangiert werden können, oder ob dieses nur von der Medizinischen Sektion aus geschehen muss und so komme ich doch – und ich besprach das auch mit den anderen Aerzten – zu der Conclusion, dass nur die Initiative ausgehen kann von der Medizinischen Sektion aus, die dann die verschiedenen Veranstaltungen inauguriert und auch die Initiative dazu nimmt, und dass die Institute und auch die Aerzte, die da sind, der Medizinischen Sektion helfen, aber nicht von sich aus Tagungen arrangieren können. Würde man das letztere machen, dass sie von sich aus Tagungen machen, so könnte natürlich mit demselben Recht Dr. Palmer in Stuttgart eine Tagung arrangieren, oder Dr. Magerstädt in Jena oder Dr. König in Pilgramshain, und das Verhältnis wäre dann umgekehrt, die Medizinische Sektion hätte dann zu helfen, dass diese Dinge stattfinden, anstatt dass die Medizinische Sektion die Initiative ergreift. Damit ist natürlich nicht gesagt, dass die Medizinische Sektion nicht in Holland einmal, aber von sich aus, eine medizinische Tagung veranstaltet, zu der dann durch die dortige Klinik energisch geholfen wird. Das habe ich damals schon sehr stark gefühlt, als von Holland aus diese Tagung von Dr. Galjart arrangiert wurde, dass da etwas war, was nicht ganz in Ordnung war, wodurch ich dann ohne meinen eigenen Willen verhindert wurde, daran mit teilzunehmen. Nun ist eine ganz andere Frage, dass doch zu Ostern etwas

Arlesheim, den 7. Januar 1930.

Lieber Dr. Zeylmans!

Nachdem Sie wegwaren, habe ich noch viel darüber nachgedacht, wie eigentlich die Medizinische Sektion durchzuführen ist und was man von mir erwartet. Da kam ich auch dann darauf, dass Sie mich gefragt haben, ob ich damit einverstanden wäre, dass zu Ostern in Holland eine medizinische Veranstaltung stattfindet. Nun habe ich recht intensiv darüber nachgedacht, ob es möglich ist, dass von irgend einem Institut medizinische Veranstaltungen arrangiert werden können, oder ob dieses nur von der Medizinischen Sektion aus geschehen muss und so komme ich doch - und ich besprach das auch mit den anderen Aerzten - zu der Conclusion, dass nur die Initiative ausgehen kann von der Medizinischen Sektion aus, die dann die verschiedenen Veranstaltungen inauguriert und auch die Initiative dazu nimmt, und dass die Institute und auch die Aerzte, die da sind, der Medizinischen Sektion helfen, aber nicht von sich aus Tagungen arrangieren können. Würde man das letztere machen, dass sie von sich aus Tagungen machen, so könnte dann natürlich mit demselben Recht Dr. Palmer in Stuttgart eine Tagung arrangieren, oder Dr. Magerstädt in Jena oder Dr. König in Pilgramshain, und das Verhältnis wäre dann umgekehrt, die Medizinische Sektion hätte dann zu helfen, dass diese Dinge stattfinden, anstatt dass die Medizinische Sektion die Initiative ergreift. Damit ist natürlich nicht gesagt, dass die Medizinische Sektion nicht in Holland einmal, aber von sich aus, eine medizinische Tagung veranstaltet, zu der dann durch die dortige Klinik energisch

Ita Wegman an Willem Zeylmans van Emmichoven, 7.1.1930, S. 1

geholfen wird. Das habe ich damals schon sehr stark gefühlt, als von Holland aus diese Tagung von Dr. Galjart arrangiert wurde, dass da etwas war, was nicht ganz in Ordnung war, wodurch ich dann ohne meinen eigenen Willen verhindert wurde, daran mit teilzunehmen. Nun ist eine ganz andere Frage, dass doch zu Ostern etwas Medizinisches geschehen muss, weil zu Ostern das Raphaelische gefeiert werden muss und ich kann mir nichts Schöneres vorstellen, wenn der Sektion darin tüchtig mitgeholfen wird, dass dann nicht irgendwo draussen an der Peripherie, sondern hier im Goetheanum eine medizinische Tagung stattfindet. Nachdem im März eine kleine Tagung in Berlin stattgefunden hat, ist es nicht angebracht, wenn noch einmal an der Peripherie in Holland eine medizinische Tagung stattfindet, und ich glaube, dass die Mitglieder, auch die Aerzte, dieses nicht allzugut begreifen würden. Die Medizinische Sektion hat auch vor, von jetzt ab alle 14 Tage in Berlin einen von unseren Aerzten sprechen zu lassen, dann die Montag-Abende hier im Goetheanum weiter fortzusetzen, wie es bis jetzt gewesen ist und dann noch in Städten wie Leipzig, Köln, Jena, so wie es bis jetzt auch stattgefunden hat, vierwöchentliche medizinische Vorträge zu halten. Jede Initiative soll aber von der Medizinischen Sektion ausgehen und ich habe für diese Dinge die Wege schon eingerichtet. An Sie jetzt die Anfrage, ob Sie damit einverstanden sind und ob Sie noch andere Vorschläge zu machen haben. Sobald Sie, Schickler, Kolisko, Glas und die anderen, die Dr. Steiner eingesetzt hat als erste zu der Medizinischen Sektion gehörende Aerzte damit einverstanden sind, werde ich allen Aerzten berichten, um ihre Mitarbeite mir zu sichern.

Hoffentlich haben Sie sich recht schön erholt und sind Sie gut nach Hause gekommen.

Seien Sie herzlich gegrüsst

Ita Wegman an Willem Zeylmans van Emmichoven, 7.1.1930, S. 2

Medizinisches geschehen muss, weil zu Ostern das Raphaelische gefeiert werden muss und ich kann mir nichts Schöneres vorstellen, wenn der Sektion darin tüchtig mitgeholfen wird, dass dann nicht irgendwo draussen an der Peripherie, sondern hier im Goetheanum eine medizinische Tagung stattfindet. Nachdem im März eine kleine Tagung in Berlin stattgefunden hat, ist es nicht angebracht, wenn noch einmal an der Peripherie in Holland eine medizinische Tagung stattfindet und ich glaube, dass die Mitglieder, auch die Aerzte, dieses nicht allzu gut begreifen würden. Die Medizinische Sektion hat auch vor, von jetzt ab alle 14 Tage in Berlin einen von unseren Aerzten sprechen zu lassen, dann die Montag-Abende hier im Goetheanum weiter fortzusetzen, wie es bis jetzt gewesen ist und dann noch in Städten wie Leipzig, Köln, Jena, so wie es bis jetzt auch stattgefunden hat, vierwöchentliche medizinische Vorträge zu halten. Jede Initiative soll aber von der Medizinischen Sektion ausgehen und ich habe für diese Dinge die Wege schon eingerichtet. An Sie jetzt die Anfrage, ob Sie damit einverstanden sind und ob Sie noch andere Vorschläge zu machen haben. Sobald Sie, Schickler, Kolisko, Glas und die anderen, die Dr. Steiner eingesetzt hat als erste zu der Medizinischen Sektion gehörende Aerzte, damit einverstanden sind, werde ich allen Aerzten berichten, um ihre Mitarbeit mir zu sichern.[17]

Aber Willem Zeylmans van Emmichoven war *nicht* einverstanden, überhaupt nicht. Bereits eine Woche später sandte er seine Stellungnahme, in der es hieß:

Hoffentlich werden Sie meine Handschrift lesen können, denn es erscheint mir besser, diesen Brief nicht zu diktieren. Daß ich Sie so lange auf meine Antwort habe warten lassen, kommt daher, daß ich Ihren Brief vom 7. Jan. zuerst überdenken mußte. Vieles darinnen war mir nicht recht deutlich und es tut mir leid, sagen zu müssen, daß mir die Hauptsache noch immer nicht deutlich geworden ist.
Daß Sie den Plan gefaßt haben, zu Ostern in Arlesheim eine medizinische Tagung abhalten zu wollen, ist eine sehr erfreuliche Nachricht. Das kann nur die allergrößte Freude in mir hervorrufen. Es ist die Erfüllung eines schon lange gehegten Wunsches. Meiner Mitarbeit können Sie dabei sicher sein.
Dadurch zerfällt natürlich der Plan zu einer medizinischen Tagung im Haag. (Zu Pfingsten war diese beabsichtigt, nicht zu Ostern, aber das ist eine Nebensache.)
Wenn Sie aber schreiben, daß die Initiative nur von der medizinischen Sektion angeregt werden kann, so ist mir dies völlig unklar. Natürlich ist

es so, daß nur von der medizinischen Sektion Initiativen angeregt werden können; aber wird nicht eine Initiative von der medizinischen Sektion angeregt, wenn z.B. ich aus dem Bedürfnis des medizinischen Lebens heraus der Ansicht bin, daß eine Tagung hier im Haag an geeigneter Stelle ist – und dann der Plan mit Ihnen besprochen wird, Sie ihn für gut erachten, das Programm mit Ihnen besprochen wird, und dann in Zusammenarbeit eine Tagung zustande kommt? Daß die Pfingsttagung in der R.St. Klinik letztes Jahr schlecht vorbereitet war ist eine andere Sache. Das war meine Schuld, weil ich die vorausgehenden fünf Wochen auf Reisen war und Galjart zu viel tun ließ, was er damals noch nicht konnte. Aber das ist etwas, das mit dem Problem als solchem nichts zu tun hat. Der Plan, das Programm, alles wurde mit Ihnen besprochen. Ich kann nicht sehen, was daran falsch gewesen sein soll. Es ist doch nicht irgend ein Institut, das die Tagung abhält. Das Institut ist nur die Stelle, an der die Tagung abgehalten wird. Die Initiative ging von mir als einem zur medizinischen Sektion gehörenden Arzt aus. Wenn von einem Sektionsarzt – und zwar in der jeweiligen Position, in die wir eben gestellt sind –, keine Initiativen für die medizinische Arbeit mehr angeregt werden dürfen, dann verstehe ich nicht recht, was ich noch in der Sektion zu schaffen habe. Daß eine in mir aufkommende Initiative mit Ihnen als Sektionsleiterin besprochen werden muß, ist dagegen selbstverständlich.

In dem Satz, in dem Sie schreiben, daß jede Initiative von der medizinischen Sektion ausgehen muß, kann ich überhaupt nicht begreifen, wer und was denn die medizinische Sektion ist. Ist damit gemeint, daß die Initiativen nur von Ihnen als Sektionsleiterin angeregt werden dürfen? Je mehr Initiativen für die medizinische Sektion von Ihnen angeregt werden, je lieber ist es mir, aber daß von uns, von den anderen Ärzten, die mit der Sektion verbunden sind, nicht gleichfalls Initiativen angeregt werden sollen, verstehe ich nicht. An Ihnen ist es in einem solchen Fall, zu beurteilen, ob jene Initiative am richtigen Platz ist, ob sie in das Ganze der Arbeit paßt usw.

Ihre Frage, ob ich damit einverstanden bin, kann ich also leider nicht beantworten, denn ich verstehe diese Frage nicht. Ich hoffe vom ganzen Herzen, daß es Ihnen möglich ist, mir die Sache deutlich zu machen. (14.1.1930[18])

Ob Ita Wegman dies gelang, muß bezweifelt werden – der weitere Briefwechsel und der Fortgang der Sektionstätigkeiten spricht nicht dafür. Der Arzt Willem Zeylmans hatte zehn Jahre zuvor zu Rudolf Steiner gefunden, siebenundzwanzigjährig. Bereits die Erstbegegnung mit Steiner erschütterte ihn in allen Wesenstiefen, und er wirkte ab dieser Zeit vorbehaltlos für die Sache der Anthroposophie, auch der anthroposophischen Medizin – schon im Frühjahr 1922 berichtete er Steiner von dem Plan einer eigenständigen Klinikgründung, wurde darin von Rudolf Steiner ermutigt *(«Daß Sie jung sind, macht gar nichts aus, denn jeden Tag werden Sie einen Tag älter. Und daß Sie von Anthroposophie noch wenig wissen, macht auch nichts, denn Sie werden jeden Tag mehr verstehen»[19]),* und zugleich in aller Deutlichkeit auf Ita Wegman hingewiesen *(«Dann wurde er aber doch ganz ernst und verwies mich an Frau Dr. Wegman: ‹Denn sie hat den richtigen Mut des Heilens›»[20]),* die ihn dann auch in seinen ersten Jahren als praktizierender anthroposophischer Arzt verläßlich beriet. Später wurde Zeylmans Generalsekretär der Anthroposophischen Gesellschaft in Holland und von Rudolf Steiner noch im September 1924 in den esoterischen Kern der Medizinischen Sektion berufen. Auch nach Rudolf Steiners Tod und der Eröffnung seiner Rudolf Steiner Klinik bei Scheveningen (1928) blieb Zeylmans eng mit Wegman verbunden, auch in den dramatischen Vorgängen um die Entfernung Ita Wegmans von der Leitung der Medizinischen Sektion. Wegmans Persephone-Spiel aber lehnte er in einem deutlichen Schreiben ab – ebenso unzugänglich blieb ihm möglicherweise zeitlebens ihr eigentliches Sektionsverständnis. Gleichwohl stand er mit Nachdruck zu Ita Wegman.

In Eugen Koliskos Antwort auf Wegmans Einladung zu einer gemeinsamen Mysterienreise hatte es geheißen: *«Es drängt jetzt so viel herein aus der geistigen Welt. Man kann es an vielem merken. Es ist nur Liebe und Mut, was wir brauchen».*

Liebe und Mut benötigte Ita Wegman zunehmend auch zur Bewältigung dessen, was ebenfalls andrängender wurde – die haßerfüllten Vorwürfe gegen sie aus Kreisen der Anthroposophischen Gesellschaft, auch aus Teilen der Ärzteschaft. Zu ihrer Reise nach Griechenland machte sie sich schließlich alleine auf, nur von ihrer Kollegin Ilse Knauer begleitet. An die übrigen Vorstandsmitglieder der Allgemeinen Anthroposophischen Gesellschaft schrieb sie kurz vor ihrer Abreise am 10. März 1932:

> Auch bin ich zu der Einsicht gekommen, daß ich weder körperlich noch seelisch in der Lage bin, eine Generalversammlung mitzumachen in dieser Zeit der siebenjährigen Erinnerung an den Todestag Rudolf Steiners. Durch diese Erholungszeit hoffe ich Distanz zu gewinnen zu all den Geschehnissen der letzten Jahre.[21]

Reichhaltige Reiseberichte erreichten in den folgenden Monaten ihre ärztlichen und heilpädagogischen Freunde, die erkennen oder erahnen lassen, wie intensiv Ita Wegman eine spirituelle Rückverbindung zu den Stätten suchte und fand, in deren Geistigkeit ein großer Teil ihrer Arbeit begründet war – eine Arbeit, ein ärztliches und soziales Wirken unter den Bedingungen des 20. Jahrhunderts von großem therapeutischem und kämpferischem Duktus.

Am 26. Mai schrieb sie an Fried Geuter:

> Es ist schon wesentlich, Griechenland und diese Stätten besucht zu haben und wenn man von den alten Mysterien auch nichts mehr findet als Trümmerhaufen, so ist die Landschaft noch da und das menschliche Herz, das manches miterlebt hat in diesen alten Zeiten. (...) Der Kontrast, der dann zum Bewußtsein kommt zwischen früher und jetzt, ist der Ansporner zu neuen Impulsen, wenn die Seele stark ist und diesen Kontrast vertragen kann, sonst könnte er einen zu Boden schlagen. Unsagbar, unbeschreiblich groß ist der Kontrast in Ephesus, wo Türkenwirtschaft und Türkenherrschaft alles zu Grunde richtet, was noch eventuell da sein könnte. Und wenn man das ungebildete Milieu jetzt vergleicht mit dem, was früher sich um das Artemision versammelt hatte und was sich anregen ließ von ihrer Weisheit, dann könnte man schon bittere Tränen weinen und auch in Wut geraten und die Sehnsucht bekommen, einen neuen Kreuzzug anzuregen. Aber was hilft das alles? Die Menschen, die mit dem Artemision verbunden sind, sind ja in der Anthroposophischen Gesellschaft und die wissen nicht mal klar, um was es sich da handelt und töten auch kaltblütig das Spirituelle.[22]

Vielleicht eine der letzten großen, zukunftsbezogenen Hoffnungen Ita Wegmans auf eine *ärztliche Gemeinschaftsbildung* galt Anfang der dreißiger Jahre den anthroposophisch orientierten Medizinstudenten. Seit Jahren hatte eine Gruppe von jungen und entschiedenen Studenten Kurse bei ihr und in ihrer Klinik besucht; auf diese Menschen setzte nun Wegman, bereits ganz in der Zukunft lebend. Am 12. Mai 1933, inmitten eines sorgenvollen Briefes an ihren Kollegen Heinrich Hardt, hieß es plötzlich:

> Überhaupt die jungen Studierenden, die jetzt schon 3–4 Jahre regelmäßig jedes Jahr 2mal einen Kurs von uns bekommen haben und von denen auch immer noch ca. 1/2 Dutzend ein Semester hier [in Basel] studieren, werden einmal eine Ärzteschaft geben, die voll und ganz sich so verhält, wie Rudolf Steiner sich eine neue Ärzteschaft denkt, für die nicht eine Praxis die Hauptsache ist, sondern für die die Hauptsache ist, wie eine Gemeinschaft zu bilden ist und durch diese Gemeinschaft einen großen Vorstoß für das Medizinische zu machen.[23]

Heinrich Hardt hatte selbst vor nunmehr bereits zehn Jahren zu jener Gruppe von Medizinstudenten um Helene von Grunelius gehört, der Rudolf Steiner vieles zugetraut hatte, die aber – wie auch die übrige anthroposophische Ärzteschaft – nicht zu einer wirklich gemeinsamen Willensbildung in der Lage war. Die einstigen «Jungmediziner» waren individuell hervorragende Ärzte geworden, hatten aber als Gruppe weitgehend versagt und konnten daher keinen *«großen Vorstoß für das Medizinische»* durchführen. Nun also setzte Wegman auf diese nächste Generation, mit der sie herzliche Verbindungen unterhielt.

Spätestens ab 1933 spielten dabei ihre England-Pläne, von denen im gestrigen Vortrag die Rede war, eine gewichtige Rolle. Sie traute den jungen Menschen zumindest potentiell die gefragte michaelische Willensdimension für den Schutz der Anthroposophie und der anthroposophischen Medizin via England zu. So faßte Ita Wegman offensichtlich im Frühjahr 1933, nach der manifest gewordenen Katastrophe in Deutschland, den Entschluß, mit den Studenten selbst nach England zu reisen, ihnen dort wichtige Wirkens- und Entscheidungsorte Rudolf Steiners zu zeigen, um dadurch in dem einen oder anderen – oder gar allen – die schicksalhafte Möglichkeit zu erwecken, in England tätig zu werden. So hieß es in einer andeutenden Formulierung eines Briefes vom Juli dieses Jahres:

> Viele junge Mediziner drängen (...) daraufhin, ob nicht für sie überall im Ausland Möglichkeiten geschaffen werden könnten, und ich werde vielleicht nach dem Kurs, der hier [in Arlesheim] Anfang August stattfinden wird, mit einer kleinen Gruppe nach England fahren, um dort den Anfang eines neuen Medizinischen zu machen.[24]

Ein paar Wochen zuvor hatte sie bereits in einem anderen Brief formuliert:

> Es könnte mit diesen jungen Medizinern in England ein ungeheuer neuer Impuls stattfinden. (22.6.1933[25])

Gegenüber Fried Geuter sprach sie sich erneut etwas deutlicher und – hinsichtlich ihrer eigentlichen Einschätzungen und Intentionen – klarer aus. Ihm schrieb sie am 18.7.1933 über die Teilnehmer dieser denkwürdigen «Ferienreise»:

> Diese Gruppe von Studenten, die in den älteren Semestern schon sind, einige schon fertig, andere in der Mitte ihres Studiums, können sich nicht abfinden mit den Verhältnissen in Deutschland und fühlen sich stark gedrängt, andere Möglichkeiten zu suchen, sei es in Paris, sei es in Holland, sei es in England oder im Elsaß. Ohne leichtsinnig zu sein, möchten sie doch so in der Welt stehen, daß sie bilden können und um sich gruppieren können, überall wo sie sich befinden, Menschen, die über Nationalitäten stehen und einer neuen Gemeinschaft sich anschließen können, die direkt Michael als ihren Führer betrachtet. Diese Menschen haben wirklich das in sich, was Rudolf Steiner von der Jugend erwartet hat in seiner Jugend-Ansprache, die er in Breslau gehalten hat, wo er davon sprach, daß man Mut haben muß, um aufzugeben alles Althergebrachte und heranzugehen an neue Gestaltungen in der Menschen-Gesellschaft. Er sagte, es brauche dazu drei Dinge und er nannte sie: das Erste sei Mut, das Zweite Mut und das Dritte noch einmal Mut. Und so stehen die jungen Leute momentan vor ganz gewaltig großen Entscheidungen, weil sie entweder diesen Mut aufbringen können und dann können sie arbeiten an dem Großen, was kommen muß und Träger davon sein; oder sie nehmen das Bequeme und werden wieder zurückfallen in das Althergebrachte.[26]

Die von Wegman durch England geleiteten jungen Menschen waren froh und dankbar über die großartige Reise inmitten eines zunehmend düsteren Studienalltages in nationalsozialistischen Tagen; ihre Erinnerungsberichte aber lassen auch erkennen, daß sie Wegmans Hoffnungen offensichtlich in keiner Weise wahrnehmen und realisieren konnten. Nur ein Teilnehmer, Lothar Marx, blieb aufgrund seiner jüdischen Herkunft in England und wurde dort später auch ärztlich tätig.

Auch hinsichtlich der gesamten medizinischen Situation in England, wo sie mit viel Mühe ein Therapeutikum (Kent Terrace) in London aufgebaut und immer große Pläne verfolgt hatte, mußte Ita Wegman 1933/1934 endgültig resignieren. Hatte sie schon im Februar 1933 an Maddy van Deventer offen geschrieben:

> Es ist, als ob noch fieberhaft alles gemacht werden muß, bevor die große Katastrophe eintritt, weil es in der Welt doch böse aussieht. Es ist ein Segen, daß wir Kent Terrace haben, *obgleich die Ärzte genauso verschlafen sind wie sonst.* (25.2.1933[27])

so hieß es geradezu abschließend ein Jahr später an Hilma Walter:

> Ich sehe aber auch, daß die Arbeit in England auf diese Art nicht weiterkommt, weil niemand für diese Medizinische Sektion sich richtig interessiert und in meiner Abwesenheit die Arbeit so hält, daß sie sinnvoll ist. (1.2.1934[28])

«Dennoch, diese Gemeinschaft ist möglich ...»?

Unmittelbar nach der Machtergreifung in Deutschland setzte Wegman trotz vieler bestehender Schwierigkeiten alles daran, kurzfristig eine Lagebesprechung mit ihren engsten ärztlichen Kollegen und mit Einschluß der Heilpädagogen und einiger weniger, streng ausgewählter Persönlichkeiten zustande zu bekommen. In der Zeit vom 5. bis zum 29. März 1933 sandte sie mindestens 43 persönliche Briefe an Willem Zeylmans, Eugen Kolisko, Karl König, Bernard Lievegoed, Kurt Magerstädt, Heinrich Hardt und andere, um ein solches internationales Treffen unter Beteiligung *aller* Anfang April in Berlin oder notfalls in Stuttgart verwirklichen zu können.

> Es werden jetzt sicher schwere Situationen entstehen hauptsächlich bei den deutschen Freunden, vielleicht auch bei den Freunden in den anderen Ländern, so daß wir doch alles ins Auge fassen müssen und versuchen müssen, doch eine Einheitsfront herzustellen von Menschen, die wirklich gewillt sind, einander zu verstehen und zu helfen. (An Bernard Lievegoed, 7.3.1933[29])

> Ich mußte schon solche Menschen wählen zu dieser Zusammenkunft, die den guten Willen haben, miteinander zu arbeiten und auch voll und ganz sich verbunden fühlen mit den Impulsen, die von Dr. Steiner ausgegangen sind. (An Herbert Hahn, 13.3.1933[30])

> Versuchen Sie doch alle, daß dieser Impuls, der eigentlich in uns Allen verborgen steckt, einmal zwischen uns eine intime Aussprache zu machen, durchkommt, um dann den Weg wieder weiterzugestalten für die Zukunft. (an Hahn, 25.3.1933[31])

Wenn Hindernisse auftraten, einzelne nicht kommen konnten oder wollten, verdeutlichte Wegman ihnen immer wieder und immer neu die Dringlichkeit ihres Anliegens – mancher bekam so bis zu sechs (!) Briefe in dem genannten Zeitraum. Studiert man diese erhaltenen Korrespondenzen, so gewinnt man einen nachhaltigen Eindruck davon, wie wichtig es Wegman war, daß wirklich alle diese wesentlichen Menschen sich zusammenfinden sollten. Über die eigentlichen Themen schwieg sie sich weitgehend aus – ganz im Vordergrund stand das gemeinsame Treffen, der gemeinsame Entschluß, zu kommen und sich zu besprechen.

Als Willem Zeylmans van Emmichoven am 22. März aufgrund von Terminschwierigkeiten absagte, antwortete sie ihm postwendend:

> Ich halte dies Treffen [für] von außerordentlicher Wichtigkeit und sicher alle die Freunde auch, weil die Zeiten gewiß schwerer und schwerer werden, überall Diktatur auftreten wird und wir uns doch einigermaßen besprechen müssen, um Wege zu finden, wie uns zu halten. Es werden die Anthroposophen sehr wenig zusammenhalten und es müßte doch eine Gruppe von Menschen geschaffen werden, die das tun können. Mir kommt es wirklich vor, wenn Sie nicht dabei sein können, als ob auch wieder diese Zusammenkunft eine Wunde bekommt, wodurch dann wieder nicht die richtige Lebenskraft in dieses Gebilde hineinkommen kann. (22.3.1933[32])

KLINISCH-THERAPEUTISCHES
INSTITUT
ARLESHEIM

TELEPHON 200

TELEGRAMME:
CLINIC ARLESHEIM

POSTCHECK-KONTO BASEL V 6487
POSTCHECK-KONTO KARLSRUHE 70.104

ARLESHEIM, 13. III. 1933.

The excedingly difficult situation makes it necessary that those among us, who carry within their hearts the wish for the success of the anthroposophical work throughout the whole world, meet in order to discuss the steps which could be taken and the help which could be given to each other to continue the work without disturbance. On my visit to England and Holland I could interest several friends for the arrangement of regular meetings dealing with the discussion of the further work. This is all the more necessary because of the present situation, the connections between the different countries must be kept up in the right way in the first line. The next will be to carry an the mutual understanding and help in this difficult times. In order to impuls this I began to make an appointment for such a meeting with several friends. The meeting ought to take place in Berlin in the Schillstrasse 11a on the 1. and 2. of april, with those who are able to come already now.

The following meeting would be after agreement with Mr. Dunlop and Dr. Zeylmans in England or Holland and a other meeting will be perhaps necessary in the meantime in Stuttgart.

I would be very glad if you could make it possible to be present at this meeting in Berlin on the 1. and 2. april. English friends: Mr. Kaufmann, Mrs. Kerry, dutch friends: Dr.Zeylmans and german friends others will also be there.

With kind regards

Rundbrief Ita Wegmans an die englischen Kollegen, 13.3.1933

Und an Margarete Bockholt schrieb sie am gleichen Tag:

> (…) Aber es ist immer so, daß Zeylmans bei wichtigen Dingen auf irgend eine Art abgehalten wird und so wird dann das Ganze wieder an einer Wunde leiden, immer kommt der «kranke Amfortas» mit hinein, wenn man etwas Gutes will. (22.3.1933[33])

Über das letztendliche Zustandekommen oder gar den Inhalt und die Folgen dieses Treffens ist historisch bisher nichts Weiterführendes bekannt geworden. Wie ein Markzeichen oder eine Schicksalsrune aber wurden Wegmans drängende Einladungsbriefe erhalten – Ausdruck reiner Intention und kristalliner Willenskraft.

Manch andere Schreiben aus der Zeit des beginnenden Nationalsozialismus – und der *noch* möglichen Korrespondenz über diese Themen – lassen darüber hinaus erkennen, daß Ita Wegman Widerstandsaktivitäten humanitärer Ausprägung offensichtlich gerade von ihren anthroposophischen Ärztekollegen erwartete. In einer Briefpassage an die Münchner Ärztin Emmy Giesler vom März 1933 hieß es beispielsweise:

> Ich hätte auch noch etwas anderes Ihnen zu sagen. Mir macht die ganze Weltlage große Sorgen, weil so, wie die Dinge sich gestalten, sicher nicht viel Gutes daraus in der Zukunft entstehen wird. So tun mir oft besonders die Kinder leid, die dieses alles mitmachen müssen, sei es auf der einen Seite den Glückstaumel, sei es auf der anderen Seite die von Haß erfüllten Verfolgungen anders Denkender, wie Juden usw. So möchte ich fast den Ärzten mit ans Herz legen, mit dazu beizutragen, daß die Kinder aus Deutschland herausgeschickt sind. Denken Sie daran, daß wir mit Liebe die Kinder hier aufnehmen wollen. (17.3.1933[34])

Dabei sah Wegman die politische Situation und Gefährdung von Anfang an klar und deutlich:

> Blind ist man und dumm auch noch dabei, aber es ist gegen diesen Strom momentan nicht viel zu tun. Diejenigen, die noch gute Urteilskraft bewahrt haben, dürfen gar nicht sprechen, wollen sie nicht eines Tages plötzlich die Polizei in ihre Wohnung bekommen und selbst in ein Konzentrationslager gesteckt werden. So bleibt wirklich nichts anderes übrig, als daß Viele herausgehen aus Deutschland, um sich im Ausland

> neu zu organisieren und später vielleicht wieder Einfluß zu nehmen in Deutschland, und daß die Anderen, die da bleiben, so gut es geht, die vorgenommenen Arbeiten, die mit Anthroposophie zusammenhängen, in Stille und vorsichtig weiter fortsetzen, damit der Faden nicht abreißt. (An Hilma Walter, 28.4.1933[35])

Aufgebracht meldete sie im Juni 1933 nach England, daß zahlreiche anthroposophische Ärzte in Nürnberg um Leonhard Schenk aus der Anthroposophischen Gesellschaft aus- und in die NSDAP eingetreten seien; völlig überrascht und zugleich entsetzt war sie dann im Oktober, als sie von der beabsichtigten Etablierung eines «Verbandes anthroposophischer Ärzte in Deutschland» erfuhr. Dessen bevorstehende Gründung war nur drei Tage nach dem Aufruf des «Reichsärzteführers» Wagner vom 7.10.1933 zur Gleichschaltung der Ärzte, die «biologische Heilverfahren» anwenden, angekündigt worden und sollte der Wahrung anthroposophischer Interessen dienen. Zu diesem Zweck wurde auch die Bestellung Dr. med. Hans Raschers zum Geschäftsführer des Verbandes aufgrund seiner engen Beziehungen zur Zentralleitung der NSDAP vorgeschlagen.[36] Ita Wegman, immerhin Mitglied des esoterischen Vorstands am Goetheanum und Leiterin der Medizinischen Sektion, wußte bis dahin nichts von der in Vorbereitung begriffenen Vereinigung. Bereits zwei Jahre zuvor aber, im April 1931, war eine «Freie ärztliche Arbeitsgruppe am Goetheanum» von einigen ärztlichen Kollegen gebildet und in der Wochenschrift «Das Goetheanum» angekündigt worden – von Ärzten, die sich nicht in der Lage sahen, mit der Medizinischen Sektion zusammenarbeiten zu können.

«Dennoch, diese Gemeinschaft ist möglich ...»?

Noch drei Monate vor Beginn seines Krankenlagers hatte Rudolf Steiner zu Heilpädagogen und Ärzten gesagt:

> (...) Es wird in der Zukunft die Entscheidung an die Anthroposophische Gesellschaft herantreten, die in ganz intensiver Weise dahin geht: Sind die Verantwortlichkeiten aufrechtzuerhalten, oder sind sie nicht

aufrechtzuerhalten? – Sie brauchen es nicht zu glauben, könnten es aber aus allem, was geschieht, sehen: dazumal, als die Weihnachtstagung ins Werk gesetzt werden sollte, sind diese Verantwortlichkeiten scharf ins Auge gefaßt worden mit einer manche vielleicht grausam berührenden Ausschließlichkeit in bezug auf die Qualität der menschlichen Persönlichkeiten, die eben da sind. Indem aus solchen Unterlagen heraus der Vorstand am Goetheanum gebildet worden ist, ist es nicht anders möglich, als daß dieser Vorstand angesehen werde innerhalb dessen, was in der Anthroposophischen Gesellschaft geschieht, als die volle autoritative Stelle. Für die einzelnen Dinge, die in Betracht kommen, muß einfach dieser Vorstand als die volle autoritative Stelle angesehen werden. Wird das in Zukunft verstanden werden oder nicht innerhalb der anthroposophischen Bewegung?[37]

Nachdem Ita Wegman von dem initiierten «Verband anthroposophischer Ärzte in Deutschland» schließlich doch im Oktober 1933 hörte, schrieb sie nach Stuttgart an Eugen Kolisko und bat um dessen Stellungnahme («Ich hörte gern Ihre Meinung hierüber und was Sie geantwortet haben oder ob Sie nicht geantwortet haben»). In ihrem Brief hieß es weiter:

Es scheint mir, daß ein ganz verhängnisvolles Verbundensein damit dokumentiert wird, wenn dieses zustande kommt, hauptsächlich weil biol. doch nicht mit Anthroposophie in Zusammenhang gebracht werden kann. (13.10.1933[38])

Kolisko hatte zwar den Rundbrief nicht erhalten, wußte aber von dem in Rede stehenden Vorhaben, das er jedoch wie zahlreiche andere Stuttgarter Kollegen klar verwarf:

Ich bin mit Ihnen ganz einverstanden und lehne diesen Plan als ganz unrichtig und verfehlt ab. (…) Wir müssen vermeiden über unsere ganz klaren und einfachen geistigen Aufgaben des medizinischen Wirkens hinauszugehen. (22.10.1933[39])

In Dornach kulminierten in diesen Jahren die zunehmend haßerfüllten Angriffe gegen Ita Wegman. Im März 1934, in einer Zeit, in der ihre Absetzung von der Leitung der Medizinischen Sektion und von der Mitgliedschaft im Vorstand der Allgemeinen Anthroposophischen Gesellschaft sich bereits deutlich abzeichnete, erkrankte Wegman schließlich schwer, ja lebensbedrohlich. Bereits mit Fieber und im Bett schrieb sie in diesen Tagen an ihren jungen holländischen Kollegen Bernard Lievegoed:

> Ich habe weiter nichts anderes vor, als in der gleichen Art weiter zu arbeiten, als ich es bis jetzt getan habe. Die Aufgaben sind von Dr. Steiner verteilt und jeder tut in seiner Art was er kann, und es wäre ein Hohn, dieses was Dr. Steiner getan hat, anders machen zu wollen. Wenn dieses sein soll, wird es von selbst schon geschehen, durch Schicksal bestimmt. (13.3.1934[40])

Dann kamen die monatelange Auseinandersetzung mit der Krankheit und schließlich die Reise nach Süden, der biographisch zentrale Aufenthalt in Konstantinopel und Palästina und der Entschluß, die Arbeit in Arlesheim und Deutschland weiterzuführen. Darüber hieß es in einem neuerlichen Schreiben an Lievegoed, nunmehr vom Februar 1935, zwei Monate vor dem unfreiwilligen Aufgeben der «Ämter»:

> Die Gesellschaftskrise hat uns hier viel, viel schwerer angetastet als irgendwo anders, wo man weiter vom Goetheanum entfernt ist. Man hat doch viel Kraft nötig, diese ungeheuren Wellen von Haß und Mißverständnis, die da auf uns losgeschickt werden, aufzuhalten und ihnen Widerstand zu bieten. Trotzdem habe ich doch stark das Gefühl, daß wir uns hier nicht abschwächen dürfen und daß wir gerade hier in Arlesheim (...) die Arbeit weiter fortsetzen müssen. Da sind ganz bestimmte Angaben von Dr. Steiner auch in dieser Richtung gemacht worden. Ich habe schon innerlich eine große Verpflichtung, dieses, was in Arlesheim als Keim gelegt worden ist durch unsere Klinik, nicht so ohne weiteres zu Grunde gehen zu lassen, was von gewissen finsteren Mächten sicher gewollt wird, sondern uns hier doch zu behaupten, um zu versuchen, nur durch das Hiersein eine Gleichgewichtslage herzustellen für Kämpfe, die geistig stattfinden. (14.2.1935[41])

Eine Woche später schrieb sie nach England:

> Wenn man aber hier in der merkwürdigen Atmosphäre von Dornach–Arlesheim sitzt, wo fortgesetzt Angriffe von dämonischem Charakter die Ruhe stören, ist es nicht leicht, sein Gleichgewicht zu bewahren und man kann schon eine tiefe Sehnsucht haben, weit wegzugehen an Orte, wo man durch die Distanz doch sich fernhalten kann von dem Uner-

quicklichen auf anthroposophischem Gesellschaftsgebiet. Trotzdem will ich versuchen, durch meine Haltung diesen Kampf, der mich weiter nichts mehr angeht, von unserer Arbeit fernzuhalten. (21.2.1935[42])

Als schließlich alles vorbei und Ita Wegman als Leiterin der Medizinischen Sektion durch vier ihrer «Kollegen» ersetzt worden war, standen die folgenden Sätze in einem Brief an Hilma Walter:

> Ein zehnjähriger unsagbarer Leidensweg für eine Anzahl von Menschen innerhalb der anthroposophischen Gesellschaft ist damit abgeschlossen, und daran zurückdenkend kann man nur ein Gefühl der Erleichterung haben, daß man mit diesen Dingen endlich fertig ist. (...) Ich kann natürlich Rudolf Steiner nicht untreu sein und mir bleibt keine andere Wahl übrig, als die Aufgaben, die Rudolf Steiner mit der medizinischen Sektion eingesetzt hat, weiterzuführen und treu zu bleiben der Sektion innerhalb der Geisteswissenschaft Rudolf Steiners, die von ihm gegründet ist. (3.5.1935[43])

Auch ihrer jungen Kollegin Ida Behre in Berlin teilte Ita Wegman bereits zehn Tage nach der verheerenden Generalversammlung ihre Entscheidung mit, trotz der Dornacher Vorgänge die Klinik und die gesamte medizinische Aktivität im benachbarten Arlesheim unverändert fortführen zu wollen – und fügte hinzu:

> Vielleicht sagen Sie Diesem oder Jenem, der Sie darnach fragt, diesen unseren Beschluss. Ich möchte in keines Menschen Freiheit irgendwie eingreifen. (24.4.1935[44])

«Ich habe schon innerlich eine große Verpflichtung, dieses, was in Arlesheim als Keim gelegt worden ist durch unsere Klinik, nicht so ohne weiteres zu Grunde gehen zu lassen, was von gewissen finsteren Mächten sicher gewollt wird, sondern uns hier doch zu behaupten, um zu versuchen, nur durch das Hiersein eine Gleichgewichtslage herzustellen für Kämpfe, die geistig stattfinden.» Und: *«Ich möchte in keines Menschen Freiheit irgendwie eingreifen.»* Ita Wegman gelang es in einem hohen und ganz und gar erstaunlichen Maße, die Therapiestätte ihrer Klinik von den hochemotionalisierten Kämpfen um das Goetheanum freizuhalten. Diesen Sachverhalt sollten wir in seiner ganzen Tiefe und Bedeutung erfassen und

Arlesheim, den 24. April 1935.

Liebe Dr. Behre!

Ich lasse Ihnen einige heilpädagogische Kurse zugehen. Wollen Sie diese in Empfang nehmen und für mich in Verwahrung nehmen. Was das für eine Bewandtnis hat, werde ich Ihnen später mündlich sagen. Behalten Sie dieses also ein bischen für sich. Die Ausgaben, für Zoll die Sie eventuell dafür haben, müssen Sie mir mitteilen.

Wir haben eine sehr merkwürdige Woche gehabt, wo oben die Tagung stattfand und in der Klinik die treuen Freunde sich versammelt hatten. Mein Vorhaben ist ganz fest auf meinem Posten zu stehen und die Aufgaben, die Rudolf Steiner mir gegeben hat, die in der Sektion festgelegt worden sind, weiter fortzuführen trotz Beschluss der Generalversammlung. Ich werde das auch wenn nötig verfechten müssen, was ich auch tun werde; es ist meine Pflicht, da nicht zu weichen. Die Klinik ist entschlossen, mit mir die Arbeit hier weiter fortzusetzen, und es werden sicher noch genügend Freunde sein, die sich mit dieser Arbeit verbinden wollen. Wir unternehmen alle Schritte, die nötig sind, um unsere Arbeit, die wir hier vorhaben, gegen Angriffe zu schützen. Eigentlich ist doch eine freiere Arbeit möglich geworden, und ich glaube, wenn wir stark einander jetzt unterstützen, bei dem bleiben, was Rudolf Steiner mit der Medizin gewollt hat, indem er diese Medizin mit mir in Zusammenhang gebracht hat, dass wir recht handeln, wenn wir Rudolf Steiner treu bleiben wollen. Vielleicht sagen Sie Diesem oder Jenem, der Sie darnach fragt, diesen unseren Beschluss. Ich möchte in keines Menschen Freiheit irgendwie eingreifen. Dieses werde ich einigen treuen Freunden sagen, und wenn dieser Kern sich mit der Klinik verbinden will, werden andere vielleicht trotz allem sich anschliessen wollen.

Ich habe gehört, dass Sie eventuell zum heileurythmischen Kurs kommen werden, worüber ich mich sehr freue.

Brief Ita Wegmans an Ida Behre, 24.4.1935

verinnerlichen. Denn die anthroposophische Heilkunst braucht, soll sie ihre Wirksamkeit entfalten können, einen reinen geistig-seelischen Raum, in dem sich die heilenden Kräfte aufhalten können. Die politisch-sozialen Vorgänge in Deutschland, aber auch die menschlichen Katastrophen rund um das Goetheanum waren spätestens in den dreißiger Jahren dazu angetan, den Keim der von Rudolf Steiner in die Wege geleiteten medizinischen Entwicklung ersticken zu können. Daß dies schließlich nicht gelang, ist allein Ita Wegman zu danken – sie sorgte persönlich dafür, daß «gewisse finstere Mächte» keine Heimstatt in ihrer Klinik fanden. Das beinhaltete auch, daß es dort, in der Klinik, nicht statthaft war, sich in emotionellen Tiraden über Wegmans Gegner und über den Vorstand am Goetheanum zu ergehen; als ein junger Mensch wie Els Eichler in jenen Jahren und ohne jegliches «Gesellschafts»-Vorwissen zur therapeutischen Weiterbildung nach Arlesheim kam, erfuhr sie jahrelang nichts von den Goetheanumsvorgängen und konnte sich dadurch ihrer Arbeit vollständig und mit Hingabe widmen, was dann auch große Früchte zeitigte. Wie naheliegend und einfach wäre es dagegen damals gewesen, junge Mitarbeiter und auch zahlreiche Patienten mit in diese Seelenkämpfe hineinzuziehen. Die Wirkung für die anthroposophische Heilkunst und für die von Wegman genannte «Gleichgewichtslage» aber wäre fatal gewesen – und: *«Ich möchte in keines Menschen Freiheit irgendwie eingreifen.»*

Trotz aller Bemühungen um eine kontinuierliche Fortsetzung der Initiative aber waren die Bedingungen der Weiterarbeit ungemein schwer, auch in Hinsicht auf die politischen Vorgänge in Deutschland und Mitteleuropa. Die jungen Demokratien fielen nacheinander, Nationalismus und Faschismus machten sich breit – die Räume der Freiheit wurden enger und enger. Verhaftungen und Verschleppungen von Menschen, Sterilisierungen und Deportationen in Konzentrationslager begannen – Ita Wegman wußte um all diese Vorgänge, wach und gut informiert, wie sie zeitlebens war. Ihre eigene, international und kosmopolitisch veranlagte Arbeit erfuhr immer weitere Einschränkungen, wurde zunehmend unmöglicher.

Gleichwohl und mit noch gesteigerter Intensität versuchte sie zahlreiche Ärzte zusammenzuhalten, bezog in ihre fortgeführten Bemühungen um eine Gemeinschaftsbildung dabei auch die bereits verstorbenen Kollegen mit ein:

> Wir haben in der letzten Zeit wieder einen großen Verlust gehabt in unserem ärztlichen Freundeskreis. Der Dr. Greil, den Sie sicher wohl auch kennen, der in Stuttgart eine große Praxis gehabt hat, ist gestorben, nachdem er drei Monate krank gewesen ist. Er ging gesund in die Ferien nach Italien, wurde da krank und konnte schwer krank nur noch bis Ascona gebracht werden. Da haben wir ihn eine Zeit lang in unserer Casa Andrea Cristoforo gehabt, dann wurde er in Locarno ins Spital aufgenommen. Es ist eine so ähnliche Krankheitsgeschichte wie bei Helene von Grunelius, die auch in die Ferien ging und krank zurückkehrte, auch nicht mehr nach Deutschland zurückwollte. Auch Dr. Greil hatte einen Widerwillen, zurückzugehen, weil die Vereidigung auf Hitler ihm immer als ein ungeheurer Druck auf der Seele lag und er immer Wege suchte, diesem, was die Ärzte bedrohte, zu entgehen. All das mag wohl mitgespielt haben, daß zuletzt doch nicht die Kräfte da waren, um eine Krankheit, die vielleicht hätte überwunden werden können, zu überwinden. Dr. Greil war ein treuer Mitarbeiter von uns, fehlte nie bei unseren Ärzte-Tagungen, verbrachte immer seine Ferientage bei uns und für uns ist sein Weggang ein großer Verlust.
> Es ist schon merkwürdig, wieviel man doch in dieser Beziehung durchzumachen hat.[45] (An Willem Zeylmans van Emmichoven, 4.8.1937)

Helene von Grunelius, die «Seele» der Jungmediziner-Gruppe von 1923/24, war am 17.12.1936 in der Arlesheimer Klinik verstorben, gerade neununddreißig Jahre alt. Ita Wegman schätzte Grunelius als Ärztin und Menschen außerordentlich – sie behandelte sie persönlich, verließ in den letzten Tagen ihr Krankenzimmer nicht mehr und schrieb in den Tagen nach dem Tod zahlreichen ärztlichen Kollegen beeindruckende Briefe über diesen Schicksalsweg.

«Dennoch, diese Gemeinschaft ist möglich.»

«Wenn unsere Medizin nur einmal wieder aufleuchten könnte!», hatte Ita Wegman am 15. Januar 1935 an Hilma Walter geschrieben. Vier Jahre später, am 18.1.1939, inmitten sich steigernder Schwie-

rigkeiten, zuletzt auch finanzieller Art, hieß es in einem Brief an den Schweizer Kollegen Ernst Marti:

> Es ist außerordentlich schwierig, die Verhältnisse zurechtzubringen gerade in dieser Zeit, und so gehen auch meine Gedanken dahin, auf eine anständige und kluge Art die Arbeit hier zu Ende zu bringen, um dann, wenn es mir erlaubt ist, geistig irgendwo anders die Keime weiter fortzusetzen, oder wenn dieses nicht möglich ist, dann still an meiner eigenen Entwicklung zu arbeiten.[46]

Was dann, ab Frühjahr 1940, bei Ita Wegman folgte, war die völlige Engführung der medizinischen Arbeit und die Bemühung um eine restlose geistige Konzentration. Das fünfzehn Jahre zuvor in großem Stil Begonnene – eine internationale Initiative für die anthroposophische Heilkunst, mit Klinikentwicklungen, Therapeutika, heilpädagogischen Instituten und Ärzteverbindungen in der Schweiz, in Deutschland, Holland, England, Österreich, Frankreich, Italien und Schweden, bis hin zu einem heilpädagogischen Heim in Island – war nun vollständig paralysiert und in rapider Auflösung begriffen. Arlesheim imponierte nicht länger als ein kosmopolitischer Ort, von dem aus Wegman initiativ handelte, korrespondierte und unzählige Fäden in den Händen hielt – es war nun ein kleines, weithin unbeachtetes Schweizer Spital, das schwer um sein wirtschaftliches Überleben kämpfte. Alles hatte sich zurückgezogen, war fast zur Erinnerung geworden. Ita Wegman aber lebte in gewisser Hinsicht im Exil, in einer Form der inneren Emigration, in der Casa Andrea Cristoforo bei Ascona im Tessin – nachdenklich, mit tiefer geistiger Arbeit befaßt, zugleich nach der weiteren Entwicklung Ausschau haltend. Im September 1940, zwölf Monate nach dem Beginn des Zweiten Weltkriegs, schrieb sie an Werner Pache:

> Vor einem Jahr saßen wir ja noch ganz tief in ungewissen Verhältnissen, und wenn auch jetzt die Ungewißheit noch lange nicht behoben ist, so ist doch wohl ein Weg zu erkennen, wie im nächsten Jahr zu leben ist. Wir sind noch nicht an den Punkt gekommen, wo wir nach außen hin etwas tun können; diese Aufgabe liegt noch nicht vor, so bleibt jeder Einzelne auf seinem Platz und jeder in der Gemeinschaft, in der er sich befin-

det. Die Möglichkeit, die innere Entwicklung richtig durchführen zu können, ist wohl auch die Bedingung, daß unsere Arbeit bestehen bleiben kann und eingeschaltet werden könnte später in die große Welle der Spiritualität, die von Deutschland aus kommen muß. Wir müssen zu denjenigen gehören, die diese Spiritualität weiterzutragen und zu verbreiten haben, und von diesem Gesichtspunkt aus ist mein Bestreben, nur den Gesetzen dieser Spiritualität zu folgen. Wenn es in Zusammenhang gebracht werden kann mit dem Weiterbestehen unserer Institutionen, dann umso besser; wenn nicht, dann muß man den Mut haben, durch Veränderungen Lösungen zu finden, damit die Entwicklung der Spiritualität nicht allzu sehr mit dem sorgenvollen krampfhaft Weiterführen-Wollen beschwert wird. (4.9.1940[47])

So stellte Wegman alle noch bestehenden Institutionen der bisherigen medizinischen Arbeit radikal zur Disposition – die Klinik, den Sonnenhof und alles andere. Für sie hatten diese geschichtlichen Einrichtungen nach all den Geschehnissen nur noch Bestand, wenn sie weiter Organ jener Geistigkeit waren, um die es eigentlich ging. In diesem Sinne hatte sie auch wenige Monate zuvor Madeleine van Deventer, die seit Frühjahr 1940 die Arlesheimer Klinik verantwortlich leitete, mitgeteilt:

Alles hängt von der Gesinnung unserer Mitarbeiter ab, wie die Sache weiterläuft. Ich will es Ihnen erklären, was ich meine: Dr. Steiner sagte immer zu mir wiederholentlich, er gehe mit dem Gedanken herum, die Gesellschaft aufzulösen. Als ich fragte warum, weil ich es nicht verstehen konnte, gab er die Antwort: «Die Menschen kommen nicht nach Dornach für die Anthroposophie, das ist nur eine angenehme Beigabe, sondern sie kommen um einander zu begegnen, um eine schöne Ferienzeit zu haben; das Kommen und Hiersein ist Selbstzweck geworden.» Ich muß oft daran denken und an manches mehr! Und die Analogie mit der Klinik ist folgende: Will man die Klinik behalten als Schöpfung von Dr. Steiner und mir, in der auch die weitere Arbeit von Dr. Steiner und mir hereinfließt oder will man sie behalten, weil es angenehm und bequem ist, das Seiende zu behalten, auch durch die Menschenzusammenhänge, die da entstanden sind. Wenn das erste in allem lebt, könnte der Klinik nichts passieren, ebenso wäre der Anthroposophischen Gesellschaft nichts passiert, wenn die Menschen die Anthroposophie mehr geliebt hätten. (...) Was sein soll, wird bleiben, und Lösungen wird man schon finden, wenn Dr. Steiner will, daß die Arbeit fortgesetzt wird. (26.7.1940[48])

In ihrem Testament, das aus dieser Zeit stammt, stehen die Sätze:

> Es ist mein Wille, wenn es möglich ist, daß das Klinisch-Therapeutische Institut mit seinen Dependenzen die Arbeit, die darin geleitet wird, nach meinem Ableben auch weiter bestehen wird. Es soll aber nur weitergeführt werden, wenn die Ideen Rudolf Steiners, die die Gründung zur Grundlage hat, treu befolgt werden.[49]

*

Die letzten Jahre im Leben Ita Wegmans brachten noch einmal eine geistige Zusammenarbeit mit jener anthroposophischen Ärztin, die als erste an ihrer Seite gewesen war: *Hilma Walter*. Wegman hatte die junge, 26jährige Hilma Walter bereits in der Zeit des ersten Ärztekurses um ihre Mitarbeit an einer künftigen Klinik in der Nähe Rudolf Steiners gebeten. «Auf dem Wege (zu dem homöopathischen Krankenhaus von Scheidegger in Basel) kam ich neben Dr. Wegman und Dr. Steiner zu gehen bei einer Straßenüberquerung – da faßte mich Dr. Wegman am Arm und sprach mir davon, daß sie auf der Suche sei nach einem geeigneten Haus in Goetheanum-Nähe für eine kleine Privatklinik – ob ich wohl gewillt wäre, ihr dann als Mitarbeiterin zur Seite zu stehen. Erfreut gab ich meine Zusage – ich wollte nichts lieber!»[50] Hilma Walter kam bei einer Straßenüberquerung neben Wegman und Steiner zu gehen – dies war der Ort, dem sie zeitlebens treu bleiben sollte. Von Rudolf Steiner wie Ita Wegman als spirituell geschulte, unsagbar verläßliche und sich aufopfernde, zugleich therapeutisch hochbegabte Ärztin in gleicher Weise geschätzt, stand Walter ab dem 8. Juni 1921 Wegman zur Seite. Sie begleitete eng die Visiten von Rudolf Steiner, war in der Brandnacht des Goetheanums neben Wegman, schlief im Vorzimmer des Ateliers in der Zeit von Rudolf Steiners Krankenlager – und behandelte selbst die lebensbedrohliche Krankheit Ita Wegmans im Frühjahr 1934, wofür sie eigens von England herbeieilte. Ita Wegman hing ihrerseits mit großer Liebe an Hilma Walter – sie wußte stets um die körperlichen und seelischen Gefährdungen ihrer empfindsamen Kollegin und kümmerte sich mit Bedacht und Takt um Hilma Walter. Bereits in einem der ersten Briefe Wegmans an Walter stehen die Sätze:

> Bitte, seien Sie nicht zu bescheiden und zu ängstlich, Sie liebe, gute Seele.[51]

Auch später schrieb Ita Wegman Hilma Walter, die zeitweise in England und in Ascona arbeitete, so zahlreiche Briefe wie an keinen anderen ihrer Kollegen. Wie gut sie Walter kannte, wie hoch sie sie schätzte und welche geradezu therapeutische Sorgfalt sie ihr angedeihen ließ, erhellt eine kleine Briefpassage Wegmans an Julia Bort, der Ärztin des «Sonnenhofs», vom 16.9.1929. Ita Wegman sah damals, daß sich Hilma Walter in der Klinik nicht mehr wohl fühlte – und wollte, daß sie im Sonnenhof eigenständig arbeiten konnte. Borts Widerstand erwartend und vorwegnehmend, schrieb sie:

> Nun habe ich lange hin und her gedacht wie [dem] Sonnenhof medizinisch zu helfen [ist], damit Sie auch freier werden für andere Dinge, aber auch, damit das Heilpädagogisch Medizinische etwas mehr Gesicht bekommt und mehr Richtung und Ratio. Nun ist dafür ein Mensch die unbedingt richtige Persönlichkeit, die alles vom Doktor noch lebendig in sich trägt. Und das ist Dr. Walter. Sie ist nur körperlich nicht stark, dadurch seelisch außerordentlich empfindlich und sie schließt sich sofort ab, wenn ihre Seele durch irgend etwas Wehe empfindet. Dadurch entfremdet sie sich den Menschen, entfremdet unserer Arbeit und Wertvolles geht verloren.[52]

Auch als Hilma Walter später nach England ging, blieb Wegman immer in naher Fühlung zu ihr, anteilnehmend, unterstützend, ermutigend und sorgend. Wären von Wegmans Wirken als Ärztin auch nur ihre Korrespondenzen mit ihrer Kollegin Walter erhalten geblieben, so könnte man alleine aus ihnen noch heute einen sprechenden Eindruck davon bekommen, welch verinnerlichtes Christentum auch Teil von Ita Wegmans therapeutischem Wesen war.

Als schließlich die Arbeit in England nicht weitergehen konnte und Hilma Walter dort nach vielen Krankheitszeiten mehr oder weniger gekündigt wurde, schrieb ihr Wegman sofort. Erstmals sprach sie nun gegenüber Walter von der Notwendigkeit, daß *«das, was Rudolf Steiner Ihnen und mir gegeben hat in dieser Klinik auf irgend eine Art noch ausgearbeitet und aufgeschrieben»* würde – und auch davon, *«wie auf uns Beiden auch diese Verantwortung noch ruht»*[53]. Ita Wegman lud Hilma Walter sodann mit inniger

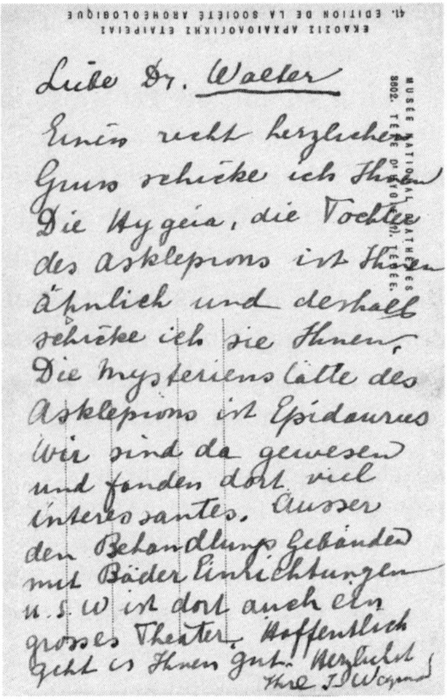

Liebe Dr. Walter
Einen recht herzlichen
Gruss schicke ich Ihnen
Die Hygeia, die Tochter
des Asklepions ist Ihnen
ähnlich und deshalb
schicke ich sie Ihnen.
Die Mysteriens Stätte des
Asklepions ist Epidaurus
Wir sind da gewesen
und fanden dort viel
interessantes. Ausser
den Behandlungs Gebäuden
mit Bäder Einrichtungen
u.s.w ist dort auch ein
grosses Theater. Hoffentlich
geht es Ihnen gut. Herzlichst
Ihre I. Wegman

Rückseite

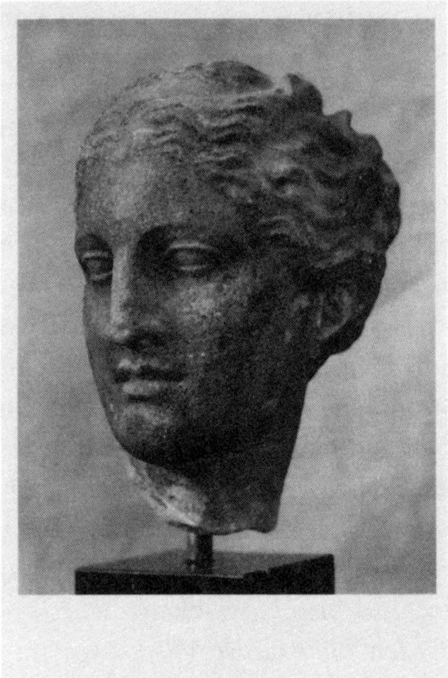

Vorderseite

Postkarte Ita Wegmans
an Hilma Walter
aus Griechenland (1932)

Herzlichkeit ein, für diese Arbeit nach Arlesheim zurückzukehren; als Walter nach zwei Monaten des Bedenkens endlich zusagte, schrieb sie ihr:

> Ich freue mich kolossal auf Ihr Kommen, um doch tatsächlich miteinander zu arbeiten.[54]

Obwohl in den nächsten Jahren häufige Hindernisse und Krankheiten dieser Arbeit immer wieder im Wege standen, begannen doch Wegman und Walter in Ascona die Aufarbeitung der Krankengeschichten von Patienten, die sie gemeinsam mit Rudolf Steiner betreut hatten. So vollzog Ita Wegman auch noch ganz am Ende ihres Lebens eine kleine Epoche *ärztlicher Gemeinschaftsbildung,* sozusagen auf engstem Raum und in kleinstem, aber intensivem Ausmaß. Wir sollten diese Form der Gemeinschaft, aus deren Vermächtnis Walters spätere Bücher entstanden, und wir sollten Hilma Walter nicht vergessen. Diese stille, geistig in sich gekehrte Frau, die Dr. Wegman noch bis zuletzt im Holzhaus behandelte und begleitete und deren 25. Todestag morgen ist, war vielleicht diejenige ärztliche Kollegin Wegmans, die mit ihr die tiefsten Beziehungen zu der Mysterienstätte von Ephesus hatte. Jener Einweihungsstätte, deren spirituelles Naturwissen unlösbar mit der anthroposophischen Medizin verbunden war, ist und bleiben wird.

*

Ich beschließe diese drei Vorträge mit jenem Spruch, den Rudolf Steiner Ita Wegman zu ihrem Geburtstag am 22. Februar 1925 und damit wenige Wochen vor seinem Tod überreichte:

Zum 22. Februar 1925:

Es leuchtet über der Rätselwelt
Ephesus' geiststrahlendes Licht
Aus den Weltentiefen
Wo Göttlich=Geistiges waltet
Leuchtet es.

—

Es fallet über der Göttin Bild
Ephesus' seelentragendes Licht
In der Göttin Seelentiefe
Wo Menschen=Wesen waltet
Fallet es.

—

Im Lichte von Ephesus Mystenstatt
Da strahlte dereinst mein Herz
Mysa's Wesen Abbild
Der waltenden Artemisia.
Es strahlte warm.

—

Des Freundes Schauen
Rückgewandt im Zeitenlauf
Findet Mysa's zartes Wesen
Webend um der Götter-Bild
Zart sinnend.

—

Zum 22. Februar 1925:

Es leuchtet über der Rätselwelt
Ephesus' geiststrahlendes Licht
Aus den Weltentiefen
Wo Göttlich-Geistiges waltet
Leuchtet es.

Es fallet über der Göttin Bild
Ephesus' seelentragendes Licht
In der Göttin Seelentiefe
Wo Menschen-Wesen waltet
Fallet es.

Im Lichte von Ephesus Mysterstatt
Da strahlte dereinst mein Herz
Mysa's Wesen Abbild
Der waltenden Artemisia.
Es strahlte warm

Des Freundes Schauen
Rückgewandt im Zeitenlauf
Findet Mysa's zartes Wesen
Webend um der Götter Bild
Zart sinnend.

Anmerkungen

1 Rudolf Steiner: *Das Zusammenwirken von Ärzten und Seelsorgern. Pastoral-Medizinischer Kurs.* GA 318. Dornach [4]1994, S. 165.
2 Rudolf Steiner: *Anthroposophie. Eine Zusammenfassung nach einundzwanzig Jahren.* GA 234. Dornach [5]1981, S. 55.
3 An Hilma Walter, undatiert. Ita Wegman-Archiv.
4 Ita Wegman-Archiv.
5 Ebd.
6 Ebd.
7 Ebd.
8 Ebd.
9 Undatiert, Ita Wegman-Archiv.
10 Ita Wegman-Archiv.
11 Ebd.
12 Eugen Kolisko an Ita Wegman, 23.5.1927. Ita Wegman-Archiv.
13 Ita Wegman-Archiv.
14 Zit. n. Emanuel Zeylmans van Emmichoven: *Wer war Ita Wegman. Eine Dokumentation.* Band 2. Dornach [2]2000, S. 171.
15 Ebd., S. 173f.
16 8.5.1928, Ita Wegman-Archiv.
17 Ita Wegman-Archiv.
18 Ebd. Übersetzung aus dem Holländischen von Jan Biemond.
19 Frederik Willem Zeylmans van Emmichoven: *Rudolf Steiner in Holland.* In: M.J. Krück von Poturzyn (Hg.): *Wir erlebten Rudolf Steiner. Erinnerungen seiner Schüler.* Stuttgart [3]1967, S. 258.
20 Ebd.
21 Zit. n. Emanuel Zeylmans van Emmichoven, a.a.O., Band 1, S. 176f.
22 Ita Wegman-Archiv.
23 Ebd.
24 An Fried Geuter, 9.7.1933. Ita Wegman-Archiv.
25 Ebd.
26 Ebd.
27 Ebd., Hervorhebung v. V.
28 Ebd.
29 Ebd.
30 Ebd.
31 Ebd.
32 Ebd.
33 Ebd.

34 Ebd.
35 Zit. n. Emanuel Zeylmans van Emmichoven, a.a.O., Band 2, S. 190.
36 «Die Unterzeichneten haben schon vor längerer Zeit mit dem Kollegen Rascher-München, der, wie Sie vielleicht wissen, engere Beziehungen zur Zentralleitung der N.S.D.A.P. hat, diese Gesichtspunkte besprochen. Herr Dr. Rascher erklärte sich bereit, die Geschäfte und Verhandlungen mit den Behörden zu führen.» Zit. n. dem Rundbrief von Friedrich Husemann und Richard Schubert vom 10.10.1933. Ita Wegman-Archiv.
37 Rudolf Steiner: *Heilpädagogischer Kurs.* GA 317. Dornach [7]1985, S. 186f.
38 Ita Wegman-Archiv.
39 Ebd.
40 Ebd.
41 Ebd.
42 An Fried Geuter. Ita Wegman-Archiv.
43 Ita Wegman-Archiv.
44 Ebd.
45 Ebd.
46 Ebd.
47 Ebd.
48 Ebd.
49 Zit. n. Emanuel Zeylmans van Emmichoven, a.a.O., Band 2, S. 299.
50 Hilma Walter: *Autobiographische Aufzeichnungen.* Ita Wegman-Archiv.
51 Brief vom 26.11.1921. Ita Wegman-Archiv.
52 Ita Wegman-Archiv.
53 Brief vom 2.6.1938. Ita Wegman-Archiv.
54 Brief vom 29.8.1938. Ita Wegman-Archiv.